Bettina M. Jasper

Das Gehirntrainingsbuch

Alltagsfähigkeiten fördern und erhalten

VINCENTZ NETWORK

Bibliografische Information der Deutschen Nationalbibliothek

Die Deutsche Nationalbibliothek verzeichnet diese Publikation in der Deutschen Nationalbibliografie; detaillierte bibliografische Daten sind im Internet über «http://dnb.d-nb.de» abrufbar.

Bildnachweis
S. 43: © Ian 2010, © pixelrobot, © You can more, S. 65: © Zlatko Guzmic, © Oskar, © Giuseppe Porzani, © B. Wylezich, S. 73: © PRILL Mediendesign, S. 84: © Peggy Boegner, © Carola Schubbel, S. 113: © Andrzej Tokarski; alle über Fotolia.com; S. 107: Streichhölzer © Spiess-Reimann-Design
Alle weiteren Bilder: © Bettina M. Jasper

Besuchen Sie uns im Internet: www.altenpflege-online.net

Illustrationen, Gestaltung und Durchführung:
Spiess-Reimann-Design, Laatzen
Druck: BWH GmbH, Hannover
ISBN 978-3-86630-415-4

Die Buch-Landkarte für das Gehirntrainingsbuch

Seit 2008 finden Sie in den Büchern von Vincentz Network eine solche Landkarte in Form eines Mind Maps®. Sie dient der Orientierung und stellt das Thema des Buches in einen übergeordneten Zusammenhang zur Pflege. Außerdem erklärt die Buch-Landkarte, welches Thema im aktuellen Buch behandelt wird.
Viel Spaß beim Entdecken!

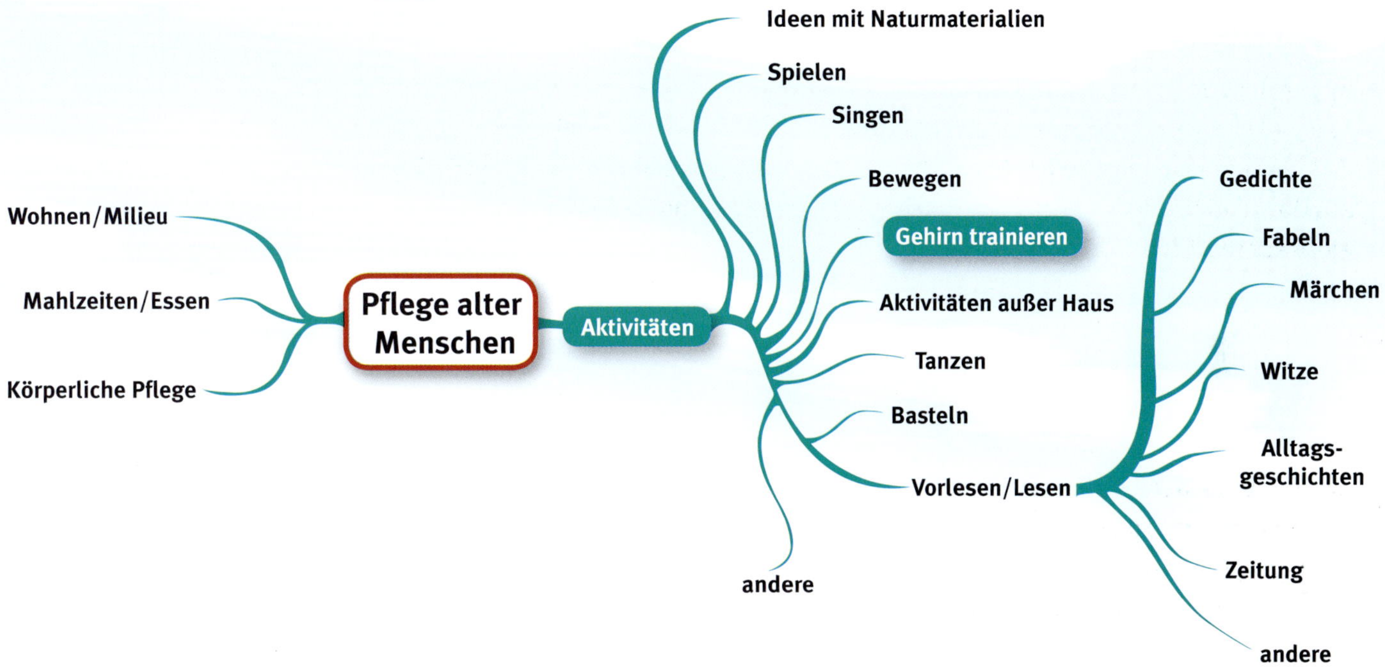

Vorwort

Das vorliegende Buch ist mein fünftes in der Reihe „Woche für Woche aktivieren“. Bewährte Struktur und neuer Inhalt, so lässt sich das Prinzip zusammenfassen. Nach ***Das Alltagsgeschichtenbuch***, ***Das Alltagsgeschichtenbuch II***, ***Das Spielebuch*** und ***Das Bewegungsbuch*** geht es dieses Mal ums Gehirntraining.

War dieses neue Thema der Buchreihe im Vorwort des Bewegungsbuchs angedeutet, so erscheint es jetzt planmäßig genau ein Jahr nach dem letzten Band. Wie bei allen Titeln dieser Reihe, sind die wöchentlichen Praxisbeispiele sämtlich an jahreszeitlich passenden Themen ausgerichtet.

Im Titel wie im weiteren Text ist ganz bewusst von GEHIRN- und nicht wie sonst – insbesondere in der Altenpflege – meist üblich, von Gedächtnistraining die Rede. Das Gehirn als zentrales Denk- und Steuerungsorgan steht im Mittelpunkt. Dieses mit seinen komplexen Aufgaben möglichst leistungsfähig zu erhalten oder zu machen, ist Ziel der aufgeführten Übungen. Dazu gehört viel mehr als nur das Gedächtnis. Es geht um geistige Beweglichkeit, schnelles Verarbeiten von Information, Orientieren und Entscheiden im Alltag, um Kommunikation ebenso wie um Kreativität, Fantasie und vieles mehr. Immer wieder sind Grundfunktionen des Gehirns Schwerpunkte beim Training.

Im Gedächtnistraining kommen traditionell Arbeitsblätter in allen Variationen zum Einsatz. Unter Therapeuten, Betreuungskräften, Kursleiterinnen und weiteren Anbietern von geistigem Training kursiert eine Flut solcher Papiere, und eine Vielzahl davon steht, oft sogar kostenfrei, zum Download im Internet. Daher erschien es mir wenig sinnvoll, diesen zum Teil sehr durchdachten und interessant gestalteten Materialien weitere Papiere hinzuzufügen. So kommen die in diesem Buch dargestellten Trainingseinheiten ohne vorgefertigte Übungsblätter aus. Wer jedoch über thematisch passende Übungen auf Papier verfügt, kann und soll die durchaus ergänzend einsetzen.

Das benötigte Material ist in jedem Kapitel aufgelistet. Dabei handelt es sich zum einen um Alltagsgegenstände wie Ansichtskarten, Knöpfe, Flaschendeckel oder Zeitungen. Zum anderen werden immer wieder Zahlen, Buchstaben und Bilder benötigt – als Plättchen oder Karten. Solche Utensilien sind in der Regel in einem Pflegeheim und im Fundus von Gehirntrainerinnen vorhanden. Andernfalls lassen sie sich, teils gemeinsam mit alten Menschen, selbst herstellen.

Die 52 Praxiskapitel sind als Auswahlangebot und Impulsgeber zu verstehen, nicht als Stundenbilder. Anwenderinnen und Anwender finden jeweils ein paar Leitgedanken

Das Gehirntrainingsbuch, Bettina M. Jasper © Vincentz Network GmbH & Co. KG, Hannover 2015, ISBN 978-3-86630-415-4

für den Einstieg ins Thema, gefolgt von Übungsvorschlägen. Meist beginnt es mit einer (fein-)motorischen Aufgabe, gefolgt von reinen Denkaufgaben. Wissen und Bildung bleiben weitgehend außen vor, so dass niemand Angst haben muss, sich durch Unkenntnis bei einem Thema zu blamieren.
Die Teilnehmenden benötigen keine speziellen Vorkenntnisse. Der Schwierigkeitsgrad der Übungen ist so unterschiedlich wie die Menschen in jeder gewöhnlichen Gruppe. Ohnehin lässt er sich nicht immer objektiv messen. Wer als anleitende Person mit diesem Buch arbeitet, sollte mit Fingerspitzengefühl auswählen, welche Aufgaben für das jeweilige Programm sinnvoll sind.
Abhängig von Zeitrahmen, organisatorischen Voraussetzungen und kognitiven Fähigkeiten der Teilnehmenden lassen sich Einheiten immer anders zusammenstellen.
Es gibt Aktivitäten für die Einzelbetreuung, zur paarweisen Durchführung, für Kleinstgruppen und größere Gruppen.
Menschen mit Demenz lassen sich einbeziehen, auch wenn nicht alle Übungen für sie geeignet sind.

Impulsfragen zu jedem Thema geben Raum, um Erfahrungswissen der alten Menschen einzubringen, sie als Expertinnen und Experten für Zeitgeschichte herauszustellen und gleichzeitig Biografisches über die Einzelnen zusammenzutragen. Assoziative und nicht logisch geordnete Stichwortsammlungen runden die Kapitel ab.

Wer ***Das Gehirntrainingsbuch*** anwendet, erfährt im Kapitel „Basics für die Praxis – Grundregeln von A bis Z“, was beim Training zu berücksichtigen ist. Schon Nuancen in der Aufgabenstellung verändern die Wirkung einer Übung oft beträchtlich. Daher wurde auf eine konkrete Zuordnung von Trainingszielen zu den einzelnen Aufgaben verzichtet. Es ist sinnvoll, Materialien mehrfach zu nutzen, verschiedene Funktionen mit demselben Medium zu üben.

Zum Schluss wünsche ich allen, die sich im Gehirntraining engagieren, viel Freude und Kreativität beim Umsetzen, Anpassen, Verändern und Ergänzen der Ideen.

Bettina M. Jasper
Januar 2015

Das Gehirntrainingsbuch – Wer? Wie? Was?

Dieses Buch ist Ideensammlung und Impulsgeber für alle, die in der Begleitung und Betreuung alter Menschen tätig sind. In Kombination mit anderen Büchern der gleichen Reihe, z. B. dem Bewegungsbuch[1] und dem Spielebuch[2], hilft es Profis wie ehrenamtlich Tätigen bei einer sinn- und anspruchsvollen, abwechslungsreichen Alltags- und Freizeitgestaltung.

Es ist davon auszugehen, dass nicht alle Personen, die den Alltag hochaltriger Menschen mit geistigem Training begleiten, eine Ausbildung im Gehirn- bzw. Gedächtnistraining absolviert haben, obwohl immer mehr qualifizierte und zertifizierte Trainerinnen und Trainer sich dieser Zielgruppe widmen.
So wird in diesem Buch weitgehend auf spezielle Begriffe aus dem Gehirntraining verzichtet. Der Schwerpunkt liegt auf der Praxis. Mit fortschreitendem Lebensalter wird das Training geistiger Leistungsfähigkeit immer wichtiger.
Um ein Minimum an Basiswissen zu vermitteln, liefert das Kapitel „Basics für die Praxis. Grundregeln von A bis Z“ am Ende dieses Buchs eine knappe Zusammenstellung von Hinweisen und Erläuterungen.

Für alle diejenigen, die kein Spezialwissen im Bereich des Gehirntrainings haben, ist zu empfehlen, sich zunächst mit diesen Grundregeln zu beschäftigen, bevor sie alte Menschen beim Training anleiten. Nur richtig durchgeführtes Gehirntraining nützt tatsächlich dem Gehirn und seiner Funktionstüchtigkeit im Alltag. So sollte z. B. ein Schwerpunkt auf Übungen für das so genannte Arbeitsgedächtnis (siehe S. 115) liegen.

Die Teilnehmenden sollen trotz zielgerichteter Gestaltung nicht nur ergebnisorientiert trainieren, sondern Freude an den Übungen und den gemeinsamen Aktivitäten erleben. So starten die Praxiskapitel immer mit einem kurzen Einstieg. Das signalisiert den Gedanken, die Aktivierungseinheiten unbedingt mit Sinn zu füllen und ihnen einen roten Faden zu geben, unabhängig von der Dauer der jeweiligen Einheit.
Die Auswahl der Aktivitäten ist der anleitenden Person überlassen. Das gilt für die Art der Übung ebenso wie für Anzahl der Aufgaben. Es geht immer um eine individuelle Zusammenstellung eigener „Stundenbilder“ aus den Vorschlägen im Buch, abhängig von Zielpersonen, Zeit- und Organisationsrahmen.

[1] JASPER, Bettina M.: Das Bewegungsbuch. Mit Alltagsmaterial trainieren und Spaß haben. Vincentz Network, Hannover 2014.

[2] JASPER, Bettina M.: Das Spielebuch. Würfel, Karten, Gespräche und mehr. Vincentz Network, Hannover 2013.

Dem Untertitel der Buchreihe – Woche für Woche aktivieren – entsprechend, sind die Praxisbeispiele in 52 Kapitel aufgeteilt und jahreszeitlich zugeordnet. Tatsächlich ist das Training nicht nur in einem Wochenrhythmus, sondern häufiger in kleineren Einheiten sinnvoll. Dazu können immer wieder einzelne Vorschläge aus den Kapiteln entnommen und in kurzen Trainingseinheiten durchgeführt werden.
Im Übrigen sind viele Aufgaben von einem Thema aufs nächste übertragbar, ganz im Sinn von Wiederholung. So lassen sich einzelne Aufgaben, die im einen Kapitel unter dem Thema Ansichtskarten beschrieben sind ebenso unter einem Thema Urlaub, Fotos oder Schreiben durchführen.

Ziel der im Praxisteil dargestellten Übungsbeispiele ist, die geistige Leistungsfähigkeit alter Menschen zu erhalten oder zu steigern, nicht bloßes Unterhaltungsprogramm zu sein. Dazu ist es wichtig, das Training an die Zielpersonen anzupassen. Wer nicht an seine Leistungsgrenze herangeht, wird sie nicht überwinden und steigern. Die Aufgaben sollten sich laufend an das sich verändernde Niveau der Anwender anpassen.

Solche Grenzen und Veränderungen herauszufinden, braucht Fingerspitzengefühl, und der Prozess ähnelt einer Gratwanderung. Doch nur Mut, mit etwas Erfahrung und der Bereitschaft, Veränderungen und Erfolge zu sehen, ist das machbar. Wer als anleitende Person diesen Anspruch hat, wird durch Begeisterung der Teilnehmenden und deren Fortschritte motiviert.
Und vielleicht entwickelt sogar die Eine oder der Andere Interesse an mehr Hintergrundinformation und einer Ausbildung bei einem der renommierten Verbände, die im Gehirntraining aktiv sind.[3]

[3] Z. B.: Gesellschaft für Gehirntraining (GfG); Bundesverband Gedächtnistraining (BVGT) ...

Inhaltsverzeichnis

* die beweglichen Feste wie Karneval, Ostern und Pfingsten wurden einer bestimmten Woche zugeordnet

Zahlen Kopf oder Zahl

Einstieg

Ein Leben lang gehen wir Menschen im Alltag mit Zahlen um. Sie begegnen uns in Form von Geburtsdaten und Hausnummern, Geldbeträgen und Autokennzeichen, Fahrplänen und Zugangscodes, Mengenangaben bei Kochrezepten ... Bereits im Kindergarten lernen wir, mit Zahlen umzugehen, Mengen einzuschätzen und nach Werten zu sortieren. Damit diese Fähigkeiten lange erhalten bleiben, sollten wir Zahlen regelmäßig nutzen.

Material

- Anschauungsmaterial, z. B. Geldschein, Maßband, Kassenzettel, Zahlen Spielkarte, Chip, Lottoschein, Uhr ...
- Trainingsmaterial:
  - 4 Bälle in Blau, Rot, Gelb und Grün.
  - Zahlenkarten 0 bis 9 in mehreren Farben, z. B. aus Kartenspiel „Uno".
  - 1 Augenwürfel, 1 Farbenwürfel.

Karten + Bälle

Sitzend am Tisch. 4 Bälle, blau, rot, gelb und grün, sind im Spiel.

- Die AP[1] zeigt Spielkarten, TN[2] reagieren mit entsprechenden Aktionen, z. B.
  - gelbe 4 ➜ 4 Ballwechsel mit dem gelben Ball – von TN zu AP oder bei einer Gruppe zwischen allen TN untereinander in beliebiger Reihenfolge.
  - rote 2 ➜ 2 Ballwechsel mit dem roten Ball usw. eventuell dabei laut mitzählen.
- Gruppe: Karten 0 bis X in der Runde verteilen, eine Karte je Person. Die TN legen oder stellen ihre Karten so auf, dass alle die Zahlen sehen können. Eine beliebige TN hat den Ball. Die AP nennt jeweils eine Ziffer, nur nicht die der Person, die im Ballbesitz ist. Den Ball zum TN mit der genannten Ziffer rollen. Danach nennt AP nächste Ziffer, TN rollt Ball weiter. Sobald der Ablauf für alle klar ist, möglichst schnelle Ballwechsel initiieren.
- Wie oben, aber die TN geben die Zahlen vor. Jeweils die Person, die als vorletzte im Ballbesitz war, nennt das nächste Ziel.
- Wie oben, aber es geht darum, sich kurz eine Ziffernfolge zu merken. Die AP nennt zunächst drei, später vier oder fünf Ziffern nacheinander, etwa im Sekundentakt, z. B. 0 – 3 – 1 – 4. Sobald die letzte Ziffer ausgesprochen ist, spielen die TN den Ball einander in dieser Reihenfolge zu – TN 0 zu TN 3, TN 3 zu TN 1, 1 zu 4.

[1] AP = Anleitende Person.

[2] TN = Teilnehmerin(nen) bzw. Teilnehmer.

Karten + Würfel

- Ziffern 0–9 in einer Farbe durcheinander auslegen. Karten aufsteigend sortieren.
- Karten wie oben auslegen. Ziffern auf Ansage suchen und antippen.
- Zahlen 0–9 in einer Farbe gemischt kreuz und quer auslegen, eventuell zwei oder mehrere Kartensätze. Karten der zweiten Farbe zuordnen, auf gleiche Zahlen legen: rote 3 und blaue 3, rote 9 auf blaue 9 usw.
- Wie oben, aber zusätzlich Gelb und Grün verwenden. Grüne Karten auf Rot, gelbe auf Blau legen.
- Eigenes Geburtsdatum oder andere Daten auf Ansage antippen, z. B. 1 – 4 – 0 – 3 – 1 – 9 – 2 – 8 für den 14. März 1928.
- Wie oben, aber ein TN tippt, die anderen nennen anschließend das Datum.
- Nach Ansage mehrstellige Zahlen legen, z. B. 4 – 9 – 6 für 496 oder 1 – 5 – 3 – 8 für 1.538.
- Karten von 1 bis 6 in zwei, drei oder allen vier Farben durcheinander auf dem Tisch verteilen. Ziel ist, die vorhandenen Zahlen zu erwürfeln und dann umzudrehen, bis alle Karten verdeckt liegen. Dazu
  - bei nur einer Farbe nur einen Augenwürfel einsetzen. So lange würfeln, bis alle Zahlen einmal gefallen und die Karten verdeckt sind.
  - bei zwei, drei oder vier Farben zusätzlich zum Augenwürfel einen Farbwürfel mit diesen Farben einsetzen. Beide gleichzeitig spielen. Fällt z. B. 4 und Rot, so ist die rote 4 umzudrehen, bei 2 und Gelb die gelbe 2.
    Ist die Regel verstanden, möglichst zügig spielen, Karten schnell finden und umdrehen.

Wörter mit Zahlen

Die TN überlegen gemeinsam, welche Wörter Zahlen enthalten, z. B. ***Ein***igkeit, ***Zwei***fel, ***drei***st, ***Vier***tel, ***Fünf***uhrtee, ***Sechs***tagerennen, ***Sieben***schläfer, ***Acht***erbahn, ***Neun***tklässler, ***Zehn***kampf, ***Elf***errat, ***Zwölf***fingerdarm usw.

Impulsfragen

- Wo kommen Menschen im Alltag mit Zahlen in Berührung?
  Kalender, Uhr, Geld, Hausnummer, Telefonnummer ...
- In welchen Berufen gehört das Umgehen mit Zahlen zum Alltag?
  Buchhalter, Kassiererin, Steuerberater ...
- Sind Sie ein Zahlenmensch? Fällt Ihnen der Umgang mit Zahlen leicht oder macht er Ihnen Mühe?

Assoziationen

Lotto, Bank, Konto, Glück, Preise, Maße, Gewichte, Null, Zahlen-Symbolik, Code, Statistik, Daten, Börse, ordnen, abstrakt, Mathematik, arabisch, römisch, Ziffern, Algebra, rechnen, ganze Z~, natürliche Z~, Brüche, Dezimal~, gerade, ungerade ...

Kalender Kopf oder Zahl

Einstieg

Ein Kalender gehört in jeden Haushalt und jedes Bewohnerzimmer. Er ist unverzichtbar für die Orientierung im Jahreslauf. Die Vorlieben hinsichtlich der Gestaltung sind unterschiedlich. Bevorzugen die Einen Wandkalender mit dekorativen Fotos, schwören Andere auf Tischkalender oder immerwährende Modelle zum Umstecken. Für Manche ist ein Taschenkalender ständiger Begleiter, Andere mögen Abreißkalender mit einem Leitspruch für jeden Tag.

Material

- Unterschiedliche Kalenderarten.
- Aus alten Kalendern Teile des Kalendariums – Monatsnamen und 12 komplette Monatsübersichten.
- Kalenderbilder, möglichst jeweils doppelt.
- 2 Augenwürfel.
- Bei Bedarf Zettel oder Zahlenkarten von 1–12, Zahlen sollten mehrfach vorhanden sein.

Monate in die Luft schreiben

- Mit einer Hand eine große Zahl zwischen 1 und 12 in die Luft schreiben. A schreibt, B oder die Gruppe rät, um welche Zahl bzw. um welchen Monat es sich handelt – 1 für Januar, 5 für Mai und 12 für Dezember. Die Auswahl trifft entweder jeder TN selbst oder es gibt Vorgaben in Form gezogener Zettel oder Zahlenkarten (nicht den Ratenden zeigen!).
- Wie oben, aber anstelle von Zahlen Wörter – die Monatsnamen – in Blockschrift in die Luft schreiben.

Bei ungeübten TN sollten Schreibende und Lesende die gleiche Blickrichtung haben. Geübte probieren, aus unterschiedlichen Positionen die Angaben zu entziffern bzw. Spiegelschrift zu schreiben, so dass das Gegenüber komfortabel lesen kann.

- Wie oben, aber Zahl oder Monatsnamen auf den Rücken schreiben und erraten lassen.

Monatsnamen und Übersichten schnell finden

- 12 Wortkarten mit Monatsnamen Januar bis Dezember durcheinander auslegen. Mit einem oder beiden Würfeln einen Monat ermitteln, möglichst schnell die passende Karte finden und antippen.
- Wie oben und zusätzlich beachten: Monate mit 31 Tagen mit der linken Hand tippen, Monate mit weniger Tagen mit der rechten.
- Wie oben, aber die AP schreibt die Monatsnamen selbst auf Karten – rückwärts oder als Buchstabensalat, z. B. RABERUF für Februar oder INJU für Juni.
- Monatsnamen auslegen wie oben, aber ohne Würfel spielen. AP oder ein TN nennt im Sekundentakt durcheinander eine Folge von zwei, drei, vier oder fünf Monatsnamen oder Zahlen zwischen 1 und 12. Ist der letzte genannt, in gleicher Folge antippen.
- 12 komplette Monatsübersichten durcheinander auslegen. Ohne Würfel spielen. Die AP oder eine TN nennt ein beliebiges Datum. Die Anderen sollen schnell herausfinden, um welchen Wochentag es sich handelt.

Bilder in jahreszeitliche Reihenfolge bringen

4–12 Fotos mit erkennbaren, jahreszeitlichen Merkmalen in eine zu vermutende Abfolge bringen lassen. Dabei je nach Gruppe und Zeitrahmen nur ein Motiv je Jahreszeit wählen oder eins je Monat. Einordnung begründen und diskutieren, falls als Doppel vorhanden, mit der Zuordnung im Original vergleichen. Oft sind Abweichungen möglich und sinnvoll.

Puzzle

Einzeln, paarweise oder in der Gruppe üben. Bei gemischten Gruppen am besten verschiedene Motive austeilen, Anzahl der Teile je nach Fähigkeiten der Einzelnen variieren.
Kalenderbilder je nach Zielgruppe in 2 bis X Teile zerschneiden. Das komplette Motiv dient als Vorlage. Je nach Trainingszustand der TN

- Teile direkt auf die Vorlage legen.
- Puzzle neben der Vorlage zusammensetzen.
- Puzzle ohne Vorlage legen.
- Mit komplettem Motiv starten. Zunächst 1 Teil, später 2, 3 oder mehr Teile entfernen, die von TN wieder eingesetzt werden sollen.

Impulsfragen

- Welche Art von Kalender ist Ihnen wichtig? *Abreißkalender, Dauer~, Taschen~, Wand~, Mond~ ...*
- Für welche Motive entscheiden Sie sich bei Bildkalendern? *Tiere, Blumen, Landschaft, Gemälde ...*
- Was tragen Sie in ein Kalendarium ein? *Geburtstage, wichtige Termine, Ereignisse ...*
- Was ist gemeint mit der Redensart „etwas rot im Kalender anstreichen“?
  Oft spöttisch: etwas markieren, das selten vorkommt.

Assoziationen

Zwölf, Woche, Monat, Jahr, Kirchenjahr, Geschäftsjahr, Zahlen, Feiertage, Termine, gregorianisch, julianisch, hundertjährig, Bauernregeln, Chronologie, Zeitrechnung, planen, vormerken ...

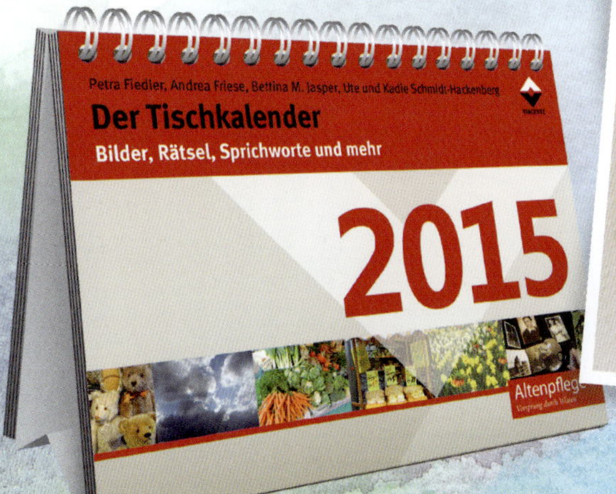

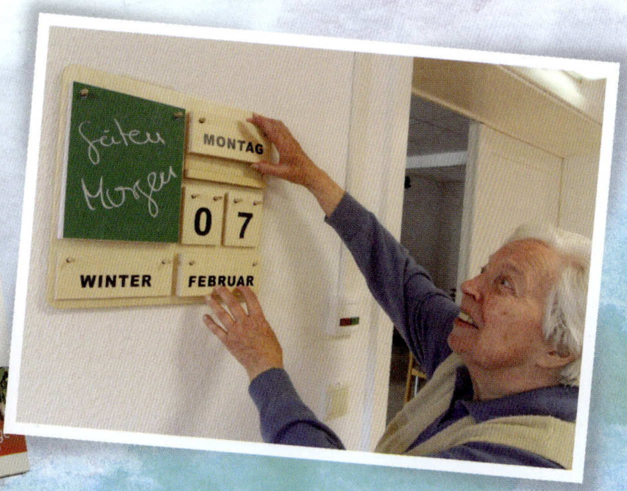

Würfel Kopf oder Zahl

Einstieg

Ob spielbegeistert oder nicht, mit Würfeln ist wohl jeder Mensch im Lauf seines Lebens in Berührung gekommen. Die meisten erinnern sich zumindest an die schwarzen Exemplare aus Holz mit goldenen Punkten. Sie gehörten zu klassischen Gesellschaftsspielen wie *Mensch ärgere dich nicht* oder *Fang den Hut*. Heutzutage ist die Vielfalt an Würfeln enorm. Es gibt sie in vielen Größen, Formen, Farben und Materialien mit unterschiedlichsten Aufdrucken. In diesem Monat geht es um Zahlen. So kommen hier Augenwürfel zum Einsatz.

Material

- Bunte Augenwürfel, je 2 in den Farben Blau, Rot, Gelb, Grün, Schwarz und Weiß, bei Bedarf mit Würfelbecher.
- Je 2 Farbkarten in den gleichen Farben wie die Würfel.[1]

Bewegen nach Augenzahl

Anfangs 2 verschieden farbige Würfel, später mehr Farben.

- Je Farbe eine Bewegung festlegen, z. B. Schwarz = beide Arme heben, Weiß = mit beiden Füßen stampfen. TN werfen reihum mit beiden Würfeln gleichzeitig. Wer gewürfelt hat, gibt die Bewegung für alle vor. Ist der schwarze Würfel höher, heißt es Arme heben, liegt die Augenzahl bei Weiß vorn, mit den Füßen stampfen. Bei gleicher Augenzahl beide Bewegungen ausführen.
- Wie oben, aber mehr Farben einsetzen und weitere Bewegungen zuordnen.
- Wie oben, aber je Farbe 2 Würfel einsetzen, deren Augenzahl addiert wird. Die Bewegung ausführen, deren Farbe die höchste Summe aufweist.

Rückseiten errechnen

Bei klassischen Würfeln ergeben die Werte einander gegenüber liegender Flächen in der Summe immer 7.

- Mit 1 Würfel: würfeln, möglichst schnell die Zahl auf der Rückseite nennen, z. B. 5 sichtbar, 2 nennen, 3 sichtbar, 4 nennen usw.
- Mit 2 Würfeln: beide Würfel gleichzeitig werfen, Summe der beiden Rückseiten nennen, z. B. sichtbare Flächen 2 und 6, Summe der Rückseiten beträgt 5 + 1 = 6.

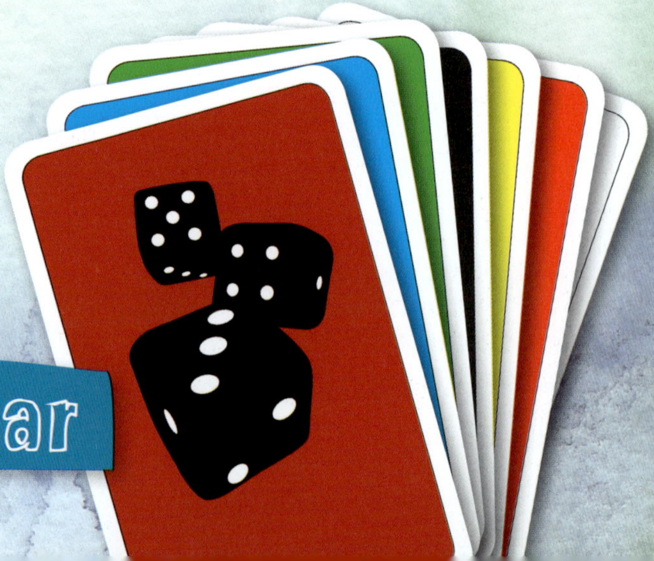

[1] Würfel, Karten und Becher zum Beispiel aus: JASPER, Bettina M., Klick Klack. Das Würfelspiel für 2. Vincentz Network, Hannover 2010.

Würfelrechnen

Mit einem Würfel reihum werfen und im Kopf rechnen. Zahlenwert für das Rundenende festlegen, z. B. 20. Gerade Augenzahlen werden addiert, ungerade subtrahiert. Sobald der Wert erreicht oder knapp überschritten ist, ist die Runde beendet, und eine neue kann beginnen.

- Alle rechnen leise im Kopf und vergleichen am Ende das Ergebnis. Haben alle das gleiche Resultat?
- Wie oben, aber in Mannschaften spielen. Welche Mannschaft erreicht zuerst den Zielwert?
- Welche Mannschaft kommt mit vorgegebener Wurfanzahl am nächsten an den Zielwert?

Würfeltippen

Paarweise oder in kleiner Gruppe.

Mehrere Würfel, mindestens 6, höchstens alle 12, gleichzeitig werfen und sichtbar auf einer einfarbigen Unterlage, z. B. ein Blatt Papier oder ein Mousepad, verteilen. Nach wechselnden Vorgaben und bei immer neuen Würfen Kombinationen finden und Würfel antippen.

- A nennt zweistellige Zahl aus Ziffern von 1 bis 6, B sucht im Durcheinander und tippt passende Würfel an, z. B. 62 einen Würfel mit 6 und einen mit 2 möglichst gleichzeitig antippen.
- A nennt eine beliebige Zahl zwischen 2 und 20. B tippt nacheinander passende Augenzahlen, die in der Summe die genannte Zahl ergeben.
- A nennt im Sekundentakt eine Folge von anfangs 2, später 3, 4, 5 ausliegenden Würfeln, z. B. 4 – 6 – 1, B tippt anschließend diese Augenzahlen in gleicher Folge an.
- Wie oben, aber nicht die Zahl, sondern die Farbe wird vorgegeben, z. B. Gelb – Rot – Blau. A nennt, B tippt anschließend und nennt am Ende die Summe der getippten Augen.

Impulsfragen

- Welche Spiele mit Würfeln kennen Sie? *Knobelspiele, Kniffel ...*
- Was verstehen Sie unter der Redewendung „Die Würfel sind gefallen“?
  Nicht mehr umkehrbar, eine Entscheidung ist getroffen ...
- Überlassen Sie Entscheidungen gelegentlich gern dem Zufall, dem symbolischen Würfel?

Assoziationen

Spielen, Glück, gewinnen, verlieren, Flächen, Punkte, knobeln, Becher, zählen, rechnen, Spaß, Zufall, Kubus, Quadrate, abgerundete Ecken, Klotz, Kantenlänge, Würfelzucker, Brühwürfel ...

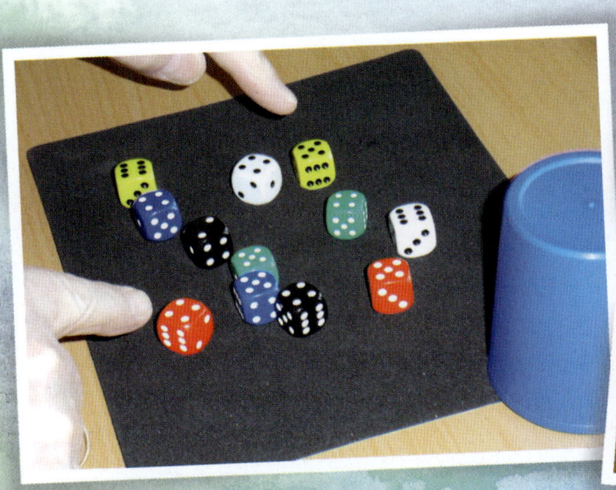

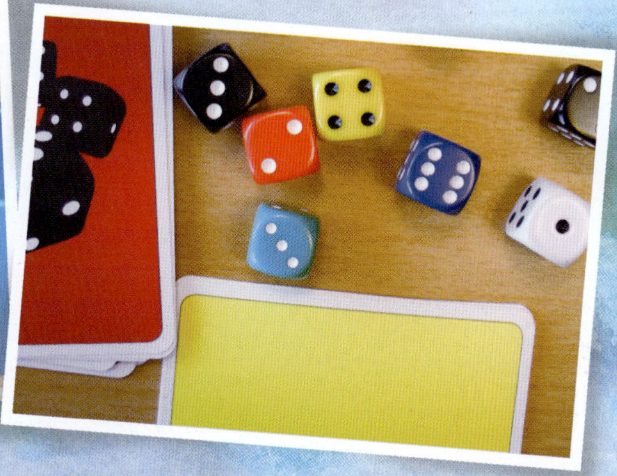

Geld Kopf oder Zahl

Einstieg

Oft haben Menschen im hohen Alter nicht mehr viel und direkt mit Geld zu tun. Wer sich das Einkaufen und die Bankgeschäfte von Anderen abnehmen lässt, verliert leicht den Bezug zum Geld und seinem Wert. Doch es gehört zu den Alltagskompetenzen, mit Bargeld zu bezahlen. Regelmäßiges Training lässt die aktuelle Währung vertraut werden oder bleiben und unterstützt den sicheren Umgang damit.

Material

- 1 Tablett mit einfarbiger Fläche.
- Viele kleine Gegenstände mit Bezug zum Thema Geld, z. B. Münzen (auch alte), Geldscheine, Scheckkarte, Spardose, Geldbörse, Kassenbon ... (eventuell Spielgeld aus Papier, in Geldinstituten meist kostenfrei erhältlich, nutzen). Menge an Situation und TN anpassen.

Fingerübung: Geld zählen

- Die typische Geste für Geld: Fingerspitzen von Daumen und Zeigefinger aneinander reiben, rechts und links ausführen.
- Wie oben, aber nacheinander alle Fingerspitzen am Daumen reiben, zuerst rechts und links nacheinander, dann beide Hände gleichzeitig.
- Wie oben aber mit beiden Händen gleichzeitig gegenläufig. Linke Hand beginnt mit dem Zeigefinger, rechte mit dem kleinen Finger, dann umgekehrt.

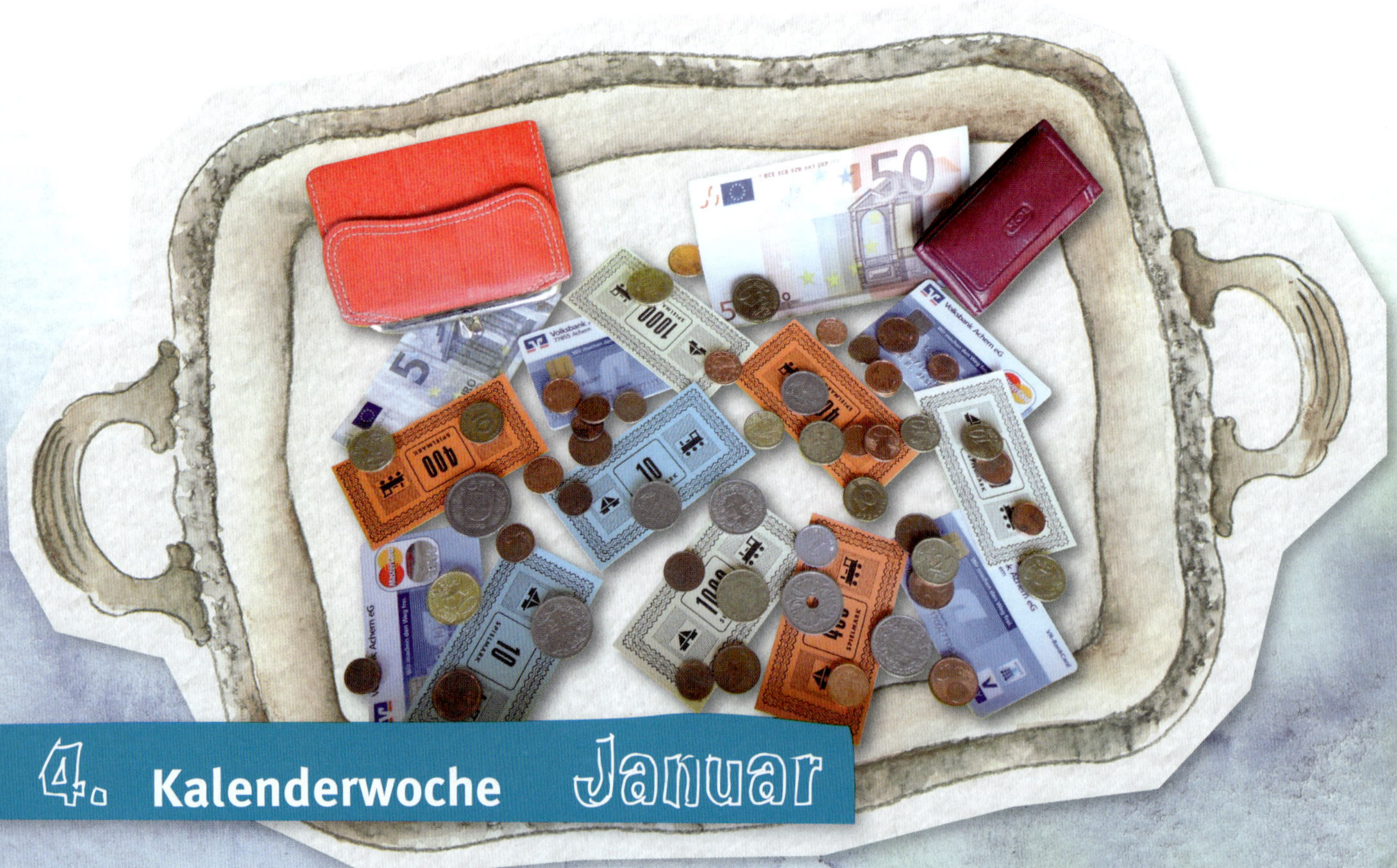

Wimmeltablett: Geld

Je nach Zusammenstellung der Gegenstände unterschiedliche Aufgaben stellen, z. B.

- Anzahl sämtlicher Gegenstände schätzen.
- Alle Gegenstände zählen, möglichst ohne sie zu berühren.
- Schätzen: Gibt es mehr Euro- oder mehr D-Mark-Münzen? ...
- Wie viele verschiedene Währungen sind vorhanden?
- Aus welchen Ländern sind Zahlungsmittel dabei?
- Einzelne Gegenstände auf Ansage schnell finden und zeigen bzw. antippen, z. B. Groschen, 2-Euro-Münze, Scheckkarte ...
- Eine Folge von Gegenständen im Sekundentakt nennen, diese anschließend in gleicher Reihenfolge antippen lassen.
- Materialien erfragen, z. B. Welche Gegenstände sind aus Papier? Welche aus Metall? ...
- Was hat einen Anfangsbuchstaben „B" ...? Dabei auch unterschiedliche Begriffe für mehrmals den gleichen Gegenstand finden, z. B. Banknote, Geldschein, Zehn-Euro-Schein ...
- Womit können Sie im Ausland bezahlen?
- Kategorien bilden, dabei mehrere Kombinationen ausprobieren, z. B. Banknoten – Münzen – weitere Zahlungsmittel; Euro – Fremdwährungen; Papier – Metall – Plastik ...
- Nacheinander verschiedene Gegenstände vom Tablett mit geschlossenen Augen ertasten. Dabei beide Hände nutzen, Gegenstände beschreiben, vergleichen, bei Bedarf am Ende erraten.
- Einzelne Gegenstände auswählen, im Sekundentakt in Reihe legen, abdecken, sofort anschließend erinnern. Mit 2 bis 3 Gegenständen beginnen, langsam steigern auf bis zu 5 oder 6 Teile.

Wörter für Geld

Andere Begriffe für Geld suchen. *Knete, Bares, Kohle, Mäuse, Asche, Pinkepinke, Schotter, Kies, Moneten, Kröten, Zaster, Penunzen, Pulver, Mammon, Piepen, Moos ...*

Impulsfragen

- Welche Währungen haben Sie im Lauf Ihres Lebens in der Hand gehabt? *Euro, D-Mark, Franken, Peseten, Lire, Dollar ...*
- Welche Geldinstitute sind Ihnen geläufig? *Sparkasse, Volksbank, Deutsche Bank ...*
- Wie können wir heutzutage Gekauftes bezahlen? *Bar, Scheckkarte, Kreditkarte, Überweisung, Bankeinzug ...*

Assoziationen

Währung, Bank, Konto, bezahlen, Börse, Zahlungsmittel, Kurs, Münzen, Scheine, sparen, Betrag, teuer, billig, preiswert, Blüten, Falschgeld, versilbern, Geldwäsche, Geld wie Heu, Geld regiert die Welt ...

Uhren Kopf oder Zahl

Einstieg

Die Uhr schon oder noch lesen zu können, hat mit Kompetenz- und Selbstwertgefühl zu tun. Als Kinder sind wir stolz, wenn wir das gelernt haben. Als Erwachsene ist es unangenehm, wenn wir merken, dass uns diese Fähigkeit abhanden kommt. Deshalb und zur Orientierung im Alltag ist es wichtig, die Zahlen von 1 bis 12 oder 24, ihre Ein- und Anordnung und das Lesen von Zifferblättern und digitalen Zeitangaben regelmäßig zu üben.

Material

- Verschiedene Uhren, am besten aus dem Besitz der TN.
- Bildkarten (aus Prospekten ausschneiden) mit Damen-, Herren-, Armband-, Wanduhren usw.
- 1 große Uhr zum manuellen Einstellen, z. B. eine einfache, alte Wanduhr, von der das Uhrglas entfernt wird (keine Kinderuhr!).
- 2 Augenwürfel.
- Zahlenkarten 1 bis 12, dazu Haftkleber.
- 2 Stäbchen als Uhrzeiger.
- 12 Zifferblätter mit Uhrzeiten, volle Stunden von 01.00 Uhr bis 12.00 Uhr. Entweder Spielkarten aus Lernspielen verwenden oder große Schraubdeckel mit wasserfesten Folienstiften selbst beschriften.

Der Raum als großes Zifferblatt

Den Raum als imaginäres Zifferblatt anlegen. Gemeinsam mit den TN überlegen, an welcher Wand die Zahlenkarte mit der 12 befestigt werden soll. Danach an der gegenüberliegenden Wand die 6 mit Haftkleber anbringen, fortsetzen mit 3 und 9. Anschließend vervollständigen bis die umgebenden Wände alle Zahlen von 1 bis 12 in richtiger Folge zeigen.

- Mit ausgestrecktem Arm auf Ansage vom Platz aus Zahlen anzeigen.
- Wie oben, aber bei gerader Zahl mit dem linken, bei ungerader Zahl mit dem rechten Arm zeigen.
- Zifferblätter mit ganzen Stunden verdeckt auslegen. 1 Zifferblatt aufdecken, angegebene Uhrzeit mit beiden Armen auf dem imaginären Zifferblatt im Raum anzeigen.
- Für mobile TN: Zifferblatt wie oben nutzen, aber im Raum umhergehen und die Zahlen antippen statt nur zu zeigen.

Zifferblatt legen

Zahlenkarten von 1 bis 12[1] auf dem Tisch als Zifferblatt anordnen. Mit 2 Würfeln werfen, Augen addieren und entsprechende Uhrzeit mit 2 Stäbchen als Zeiger einstellen, z. B. Würfel 3 und 4 → 07.00 Uhr einstellen.

[1] Zum Beispiel aus: JASPER, Bettina M.; WABE. Spaß haben und trainieren mit Farben und Zahlen. Vincentz Network, Hannover 2009.

Bildkarten-Impulse

- Bildkarten nach unterschiedlichen Vorgaben schnell in 2 oder 3 Stapel sortieren, z. B. Damenuhren – Herrenuhren, Armbanduhren – Wanduhren ...
- Bildkarten liegen verdeckt als Stapel. 1 Karte ziehen, angezeigte Uhrzeit selbst an einer Uhr einstellen durch Verschieben der Zeiger. Gespräch führen: Was tun die TN gewöhnlich zu dieser Uhrzeit? Nächste Karte ziehen.

Zifferblätter nach Würfelvorgaben finden

Die 12 Zifferblätter durcheinander – kreuz und quer, auch gedreht – auslegen. Reihum mit beiden Würfeln werfen, Augen addieren und möglichst schnell das entsprechende Zifferblatt finden und antippen. Z. B. zeigen die Würfel 3 und 8 ➜ 11.00 Uhr suchen.

Impulsfragen

- Gibt es eine Uhr, die in Ihrem Leben eine besondere Rolle spielt? *Geschenk, Erbstück ...*
- Stellen Sie sich vor, Sie könnten sich aus dem Uhrenkatalog ein Exemplar aussuchen. Für welche auf den Karten abgebildete würden Sie sich entscheiden? Warum?
- Mögen Sie es, wenn eine Uhr laut schlägt oder tickt?

Assoziationen

Zeitmanagement, Tageszeiten, Zeitdruck, aufziehen, römische Ziffern, Zeiger, Uhrwerk, Unruh, Pünktlichkeit, analog, digital, Batterie, Funkuhr, Solarzellen, Automatik, Armband, Pendel, Schlagwerk, Zahnrad, Genauigkeit, Sekundenzeiger, Datumsanzeige ...

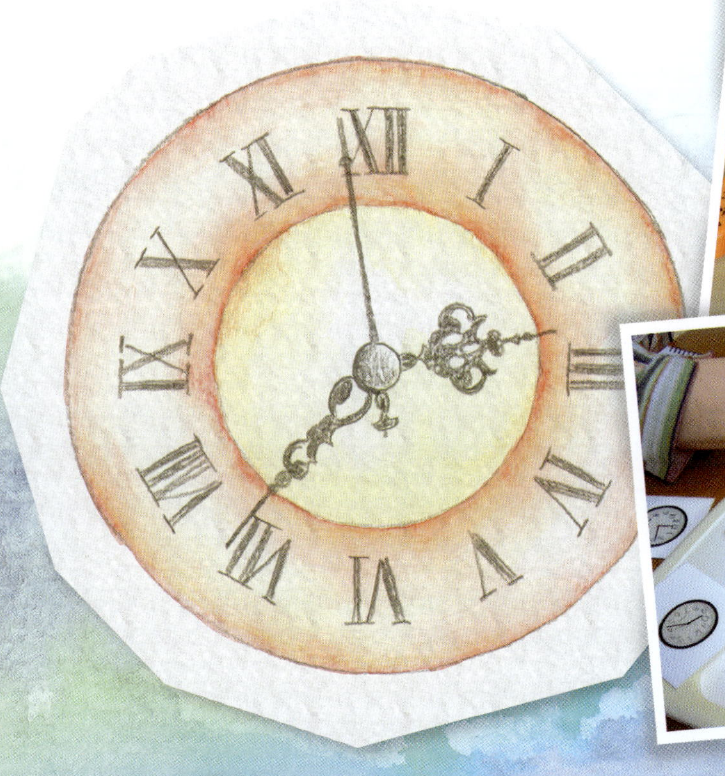

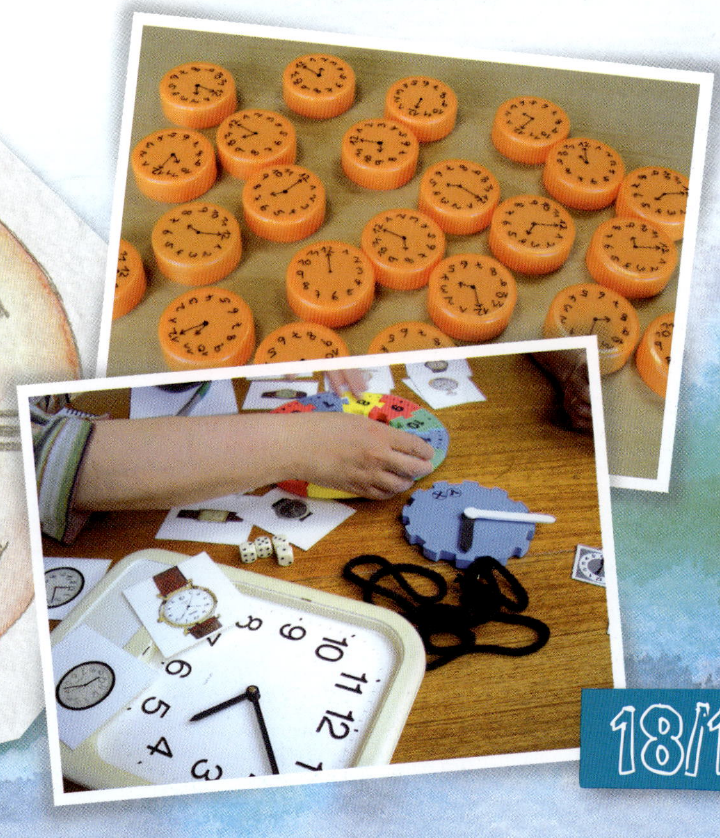

Gesichter Menschen & Gesichter

Einstieg

Im Lauf eines langen Lebens begegnet uns Menschen eine Vielzahl von Gesichtern. Manche werden vertraut, andere hinterlassen nur flüchtige Eindrücke. Meist nehmen wir Personen in ihrer gesamten Erscheinung wahr. Das macht es schwierig, Individuen zu erkennen, wenn sie z. B. Dienstkleidung tragen, also auf den ersten Blick alle gleich oder ähnlich aussehen.
Sich mit Gesichtern und ihren Merkmalen, Unterschieden und Veränderungen im Lebenslauf zu beschäftigen, genau hinzusehen, macht also Sinn.

Material

- Je TN 1 Luftballon; eventuell 2 unterschiedliche Farben.
- Wasserfeste Folienstifte.
- 6 Porträts. Dazu (Zeitungs-)Fotos – Bilder von Mitarbeitern, Prominenten, lokal bekannten Personen ... – in Einheitsgröße ausschneiden. Bei mehrfacher Nutzung laminieren.
- Kleine Zettel und Stifte.
- 1 Augenwürfel.

Bewegte Ballongesichter

Je TN einen Luftballon nicht zu prall aufblasen. Mit wasserfesten Stiften jeweils ein einfaches Gesicht aufmalen.

- Die Ballongesichter betrachten. Welche Unterschiede gibt es zwischen den einzelnen?
- Den Ballongesichtern unterschiedliche Namen geben. Bei Einsatz von 2 Farben eine mit Frauen-, die andere mit Männernamen belegen.
- Spiel mit 2 Ballons beginnen, dann langsam die Anzahl der Ballons steigern. Ein TN nennt einen der beiden Namen. Wer den genannten Ballon hat, spielt ihn einer anderen TN zu. Die nennt den Namen des nächsten Ballons, der den Besitzer wechseln soll. Immer die Person, die zuletzt einen Ballon erhalten hat, nennt den Namen des Ballons, der als nächster gespielt werden soll.
- Ballons verteilen, so dass alle TN wieder einen haben. Ballon so zwischen beiden Handflächen einklemmen, dass das Gesicht zu sehen ist. Unterschiedlich viel Druck ausüben, so dass sich die Grimasse verändert. Beobachten. Wie sieht das Gesicht aus?

Grimassen ziehen

- Zu Paaren gegenüber: A zieht eine Grimasse, B ahmt nach, im ständigen Wechsel.
- Wie oben, aber A macht eine Vorgabe, welches Gefühl das Gegenüber ausdrücken soll, z. B. Trauer, Wut, Freude ...

Die AP sollte mit einem Beispiel starten, selbst bereit sein, auch „hässliche“ Grimassen zu ziehen!

Das Gehirntrainingsbuch, Bettina M. Jasper © Vincentz Network GmbH & Co. KG, Hannover 2015, ISBN 978-3-86630-415-4

Gesichter-Merkmale sammeln

Einige Porträts auslegen als Impulsgeber. Gemeinsam Begriffe sammeln: Was macht ein Gesicht aus? Was lässt sich an einem Gesicht beobachten und beschreiben? – Form (eckig, rund, oval ...), Haut, Augen, Brauen, Nase, Mund, Lippen, Stirn, Wangen, Frisur, Bart, Brille ...

Wer kennt wen?

Die 6 Porträts auslegen.

- Betrachten und Merkmale besprechen.
- Jedem Gesicht einen Namen geben. Bei Mitarbeitern oder bekannten Persönlichkeiten die echten Namen verwenden, sonst Fantasienamen.
- Die Gesichter in beliebiger Folge mit den Zahlen von 1 bis 6 versehen. Die Zahlen auf die Rückseite schreiben oder Zettel mit den Zahlen dazulegen.
- Bilder liegen offen. Reihum würfeln und den Namen der entsprechenden Person nennen. Mehrere Durchgänge, so dass sich die Zuordnung der Namen zu den Gesichtern gut einprägt.
- Nach einigen Runden Bilder umdrehen. Weiter reihum würfeln. Gemeinsam erinnern, welche Person sich hinter der gewürfelten Zahl verbirgt. Aufdecken, kontrollieren, wieder verdecken.
- Wie oben, aber zusätzlich einen freien Platz schaffen. Das gewürfelte und kurz aufgedeckte Foto wechselt auf den Platz. Bei jedem Würfeln erhält also 1 Bild eine neue Position.
- Sehr trainierte TN ordnen den Personen zusätzlich Gegenstände zu und notieren diese auf jeweils einem kleinen Zettel. Z. B. Maria erhält einen Hund, Kurt eine Baskenmütze usw. Diese Gegenstände gilt es dann zusätzlich zu erinnern, wenn die Person gewürfelt wird.

Impulsfragen

- Wie oft betrachten Sie Ihr Gesicht im Spiegel?
- Was tun oder benutzen Sie zur Pflege Ihres Gesichts? *Creme, Kosmetik, Rasur ...*
- Auf welche Details achten Sie zuerst, wenn Sie jemandem ins Gesicht blicken? *Augen, Zähne, Falten ...*

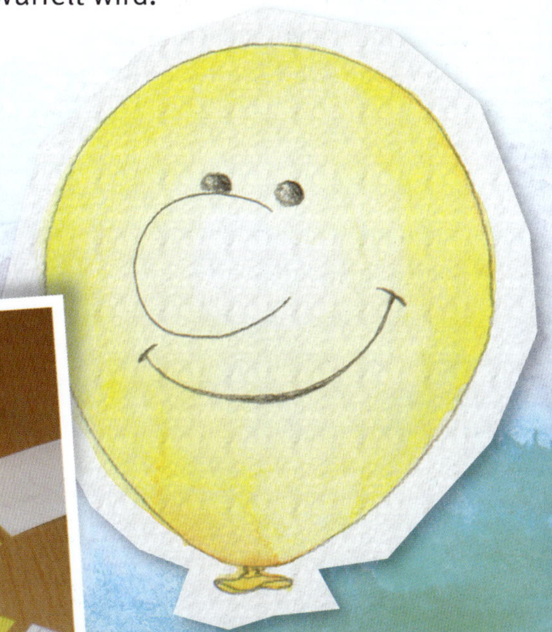

Assoziationen

Miene, Fratze, Falten, Mimik, Ausdruck, Kosmetik, Maske, Persönlichkeit, Spiegel, Antlitz, Visage, Ähnlichkeit, von Angesicht zu Angesicht, das Gesicht verlieren, das zweite Gesicht ...

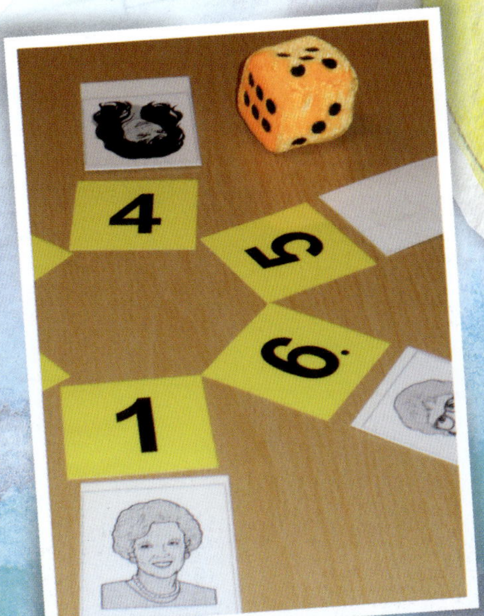

Körper Menschen & Gesichter

Einstieg

Die heutige Zeit ist gekennzeichnet durch Komplexität, Informationsvielfalt und schnelle Veränderungen. Dabei wird es immer schwieriger, sich auf den eigenen Körper zu konzentrieren. Kommen im Alter Einschränkungen und Erkrankungen hinzu, bleibt die Wahrnehmung des eigenen Körpers oft auf der Strecke. Umso wichtiger, sich zwischendurch immer wieder auf sich selbst zu besinnen, alle Aufmerksamkeit auf den Körper zu richten und ihn ganz bewusst zu erspüren.

Material

- Je TN 1 Igelball.
- Falls vorhanden: 1 Gliederpuppe.
- Zettel und Stifte.
- Buchstaben A bis Z – als Karten, Plättchen oder Drehscheibe zum Ermitteln von Anfangsbuchstaben.

Körperreise

TN nehmen eine bequeme Körperhaltung ein, ideal bei Einzelbetreuungs-Situationen im Liegen, sonst sitzend. Einatmen und dann mit einer langen Ausatmung die Augen schließen.

- Den Weg des Atems erspüren.
- In der Fantasie eine Reise durch den eigenen Körper unternehmen, alle Aufmerksamkeit nacheinander auf die einzelnen Körperteile richten. Am rechten Fuß beginnen. Ist er warm, kalt, schwer, leicht? Kribbelt er? Wo liegt er auf?
- Langsam das Bein hinaufwandern: Fußgelenk, Unterschenkel, Knie, Oberschenkel, rechte Hüfte.
- Wechseln zur linken Hüfte, von dort abwärts zum Fuß.
- Reise über Becken, Rücken, Schultern, Nacken, Kopf in gleicher Weise fortsetzen. Am Ende die Augen wieder öffnen und den gleichen Weg noch einmal nachfahren.

Körper abrollen

Mit einem Igelball den eigenen Körper abrollen und möglichst alle erreichbaren Stellen einbeziehen. Eventuell paarweise gegenseitig Rücken und andere, nicht erreichbare Stellen mit dem Ball massieren.

Dabei genau erspüren: Wie fühlen sich die Noppen an? Gibt es einen Unterschied zwischen dem bereits abgerollten Arm, Bein ... gegenüber dem auf der anderen, noch nicht bearbeiteten Körperseite?

Körperteile antippen

Paarweise gegenüber. A tippt nacheinander verschiedene Stellen am eigenen Körper an. B beobachtet und tippt anschließend an sich selbst nach. Die meisten TN tippen instinktiv spiegelverkehrt, also A linke Schulter, B rechte Schulter usw. Diese Frage erst dann ansprechen, wenn sie von den TN thematisiert wird, sonst offen lassen. Später bewusst beides probieren und erspüren, was schwerer fällt, also mehr geübt werden sollte.

- A tippt eine beliebige Stelle an, B tippt möglichst schnell das gleiche Körperteil nach. Beide sind während der Übung stumm.
- Wie oben, aber das Tippen mit Ansage „Schulter“, „Knie“, „Taille“ usw. begleiten.
- A tippt mit Ansage der Körperteile nacheinander im Sekundentakt zunächst 2, dann 3, 4, 5 Stellen an.
- Wie oben, aber stumm tippen.
- A tippt wie oben, nutzt aber zum Anzeigen eine Gliederpuppe. B überträgt auf den eigenen Körper.
- Die AP nennt Körperteile, die die TN antippen. Es wird nicht vorgetippt.

Haltung annehmen

- Die AP beschreibt mit Worten eine bestimmte Körperhaltung, z. B. sitzend, Rücken aufrecht, linker Arm in rechtwinkliger Position, Oberarm am Körper, Unterarm zeigt nach vorn, Blick geradeaus. Die TN versuchen, diese möglichst genau einzunehmen. Kommen alle zum selben Ergebnis?
- Die AP oder ein TN bringen eine Gliederpuppe in eine Position, die anschließend von allen nachgeahmt werden soll.
- AP oder TN zeichnen Strichfiguren auf kleine Zettel. Anschließend die dargestellten Haltungen möglichst genau einnehmen.

Körper-Alphabet

Einen Buchstaben ziehen oder per Drehscheibe ermitteln lassen.

- Mit diesem als Anfangsbuchstaben ein Körperteil oder Organ nennen.
- Wie oben, aber der Buchstabe muss nur im Wort enthalten sein, nicht zwingend am Anfang (einfacher).
- Wie oben, aber der Buchstabe soll im Wort *nicht* enthalten sein (schwieriger).

Impulsfragen

- Bei welchen Gelegenheiten berühren Menschen sich selbst oder andere?
  beim Waschen, Duschen, Eincremen, bei Schmerzen, Kälte ...
- In welchen Berufen gehört Körperkontakt zum Alltag?
  Pflegeberufe, Arzt, Physiotherapeutin, Kosmetikerin, Friseur ...
- Ist es für Sie in Ordnung, von einer Person anderen Geschlechts gepflegt zu werden?

Assoziationen

Gestalt, Figur, Leib, Erscheinung, Organismus, Rumpf, Torso, Skelett, Muskulatur, Gliedmaße, Masse, schlank, gedrungen, Geometrie, Körperschaft, fest, flüssig, elastisch, plastisch ...

Paare Menschen & Gesichter

Einstieg

Das Thema Paare begleitet Menschen ein Leben lang. Ob im Alltag als Lebensgemeinschaft, beim Spielen oder in Bewegungsstunden in Form von Paarungen oder Partneraufgaben. Im Gehirntraining spielt es zum Beispiel dann eine Rolle, wenn es in einer Menge von Informationen Übereinstimmungen zu entdecken, Paare zu finden gilt. Da heißt es genau wahrnehmen, schnell Information verarbeiten, Gemeinsamkeiten erkennen, Kategorien bilden – je nach Aufgabenstellung. All diese Fähigkeiten werden im Alltag gebraucht.

Material

- Smileykarten – lachend, weinend, neutral – mit Mund, Augen und Nase in unterschiedlichen Kombinationen von Blau, Rot, Gelb und Grün selbst (siehe Abb.) herstellen, jeweils 2 gleiche, falls möglich gemeinsam mit den TN.

Fingertipp

Zu Paaren gegenüber.

- Fingerspitzen beider Hände gegeneinander legen – linker Daumen von A gegen rechten Daumen von B usw. Alle Finger nacheinander einzeln kurz lösen und wieder aneinander legen.
- Wie oben, aber dabei gemeinsam „im Chor" die Finger benennen – kleiner Finger, Ringfinger usw.
- Festlegen, wer A und wer B ist. Auf Ansage der AP einzelne Fingerspitzen kurz aneinander tippen und wieder lösen, z. B. A Zeigefinger rechts, B kleiner Finger links; A Mittelfinger links, B Ringfinger links usw.
- Wie oben, aber die AP benennt je Person 2 Finger, einen von jeder Hand, z. B. A Daumen rechts, kleiner Finger links, B Mittelfinger links, Zeigefinger rechts. Die Kombination bleibt den TN überlassen.

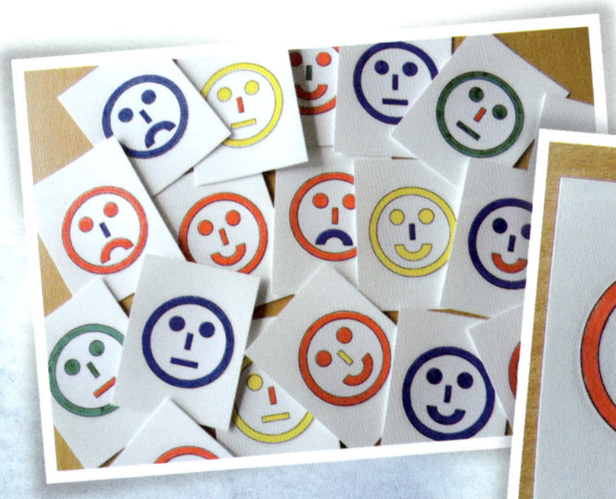

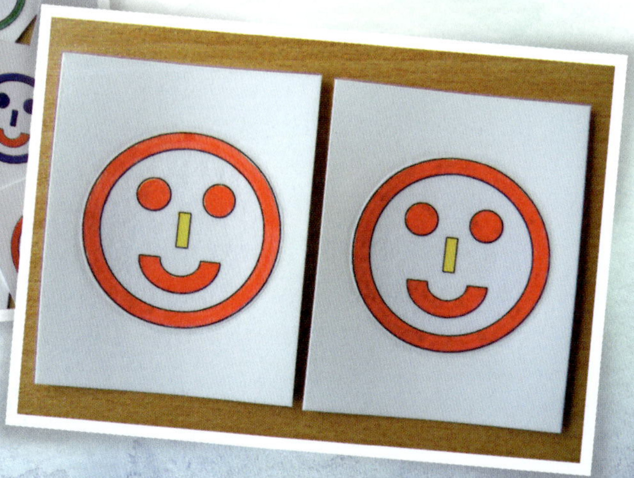

Zwillinge finden

Die Smiley-Kartenpaare offen durcheinander auslegen. Anzahl an Situation und Gruppe anpassen, mit wenigen Karten beginnen, langsam steigern. Zunächst nur 2 Farben einsetzen, später bis zu 4.

- Die Merkmale und ihre möglichen Unterschiede genau betrachten – Augen, Nase, Mund in den 2, 3 oder 4 Farben.
- Gemeinsam in der Gruppe schnell Paare, „Zwillinge" finden und die passenden Karten aufeinander legen.
- 1 TN beschreibt mit Worten ein Motiv, z. B. gelb, lachend, rote Nase. Die anderen suchen und tippen möglichst schnell das entsprechende Motiv an.
- 1 TN tippt ein beliebiges Gesicht an, die anderen tippen möglichst schnell auf das Gegenstück, den Zwilling.
- A tippt im Sekundentakt zunächst 2, später 3, 4 oder 5 Karten an, B tippt sofort anschließend in möglichst gleicher Folge die gleichen Karten nach.
- Reihum jeweils 1 Karte umdrehen, so dass sie verdeckt liegt. Vorher den anderen zeigen. Die anderen suchen das Gegenstück. Wer der Karte am nächsten sitzt, dreht sie ebenfalls um. Anschließend in der Reihung fortfahren, der nächste TN dreht 1 Karte um, die anderen suchen den Zwilling usw.
- Alle Karten liegen verdeckt. Reihum immer 1 Karte aufdecken und offen liegen lassen. Sobald ein Motiv neu aufgedeckt wird, dessen Gegenstück bereits offen liegt, schnell auf das schon länger liegende Gegenstück klatschen und das Paar herausnehmen.

Impulsfragen

- Welche Aktivitäten werden oft zu Paaren ausgeübt?
  Tanzen, Schach spielen, Tennis spielen, telefonieren ...
- Interessieren Sie sich für prominente Paare – wer gerade mit wem liiert oder von wem wieder getrennt ist?
- Kennen Sie Zwillingspaare – in Ihrem Umfeld oder Prominente?
  Alice & Ellen Kessler, Das doppelte Lottchen (Erich Kästner), Barry & Robin Gibb (Bee Gees), Jenna & Barbara Bush (Töchter des ehemaligen US-Präsidenten) ...

Assoziationen

Memorykarten, Paarhufer, zwei, gleich & ungleich, Ehe, Beziehung, Partnerschaft, Duo, Liebespaar, Liaison, Single, Zusammengehörigkeit, Gemeinschaft, Kleidungsstücke, Organe, Eistanz ...

Verwandtschaft Menschen & Gesichter

Einstieg

Die Anzahl der Verwandten unterscheidet sich bei Menschen ebenso voneinander wie deren Beziehungen. Geht den einen die Familie über alles, freuen sich andere, wenn Treffen nicht zu häufig stattfinden. Vielen heute alten Menschen ist das Leben in großen Familien vertraut. Die Mehrheit schart Fotos der Lieben um sich – an den Wänden, auf Tischen und Regalen, wechselnd in digitalen Bilderrahmen oder liebevoll zusammengestellt in Alben.
Sich an Namen und Situationen zu erinnern, ist wesentlicher Teil des Selbstwissens, gehört zur Biografie. Dieses Wissen zu erhalten, hilft bei biografieorientierter Pflege. Solche Aktivitäten lassen sich am besten in Einzel-Betreuungssituationen oder in einer Kleinstgruppe durchführen.

Material

- Fotos aus dem Besitz der TN, falls nötig kopiert und vergrößert.
- Haftkleber zum Aufhängen der Bilder.
- Zettel und Stift.
- 1 großes Foto mit mehreren Familienmitgliedern – 1x komplett als Ganzes, 1x zerschnitten in Puzzleteile, Anzahl je nach Fähigkeiten der TN.
- Wortkarten (möglichst zusammen mit TN erstellen) mit Verwandtschaftsbezeichnungen: Mutter, Vater, Bruder, Schwester, Onkel, Tante, Neffe, Nichte, Cousin, Cousine, Schwager, Schwägerin ...

Foto-Rallye

Diese „Rallye" findet ganz individuell statt. Fotos mit Familienmitgliedern (Identität der Personen im Vorfeld geklärt) im Raum gut sichtbar aufhängen oder auslegen.

- AP nennt einen Namen. TN zeigt von einem zentralen Standort aus mit ausgestrecktem Arm auf das entsprechende Foto. Dabei nicht nur den Kopf, sondern den gesamten Rumpf drehen. Mobile TN gehen jeweils zum Bild der genannten Person, tippen das Foto an und gehen dann auf Ansage zum nächsten Porträt.
- AP nennt zunächst 2, später 3 Namen. TN zeigt oder geht die Fotos in gleicher Reihenfolge ab.
- Zettel mit den Namen der abgebildeten Personen beschriften (nach Möglichkeit TN selbst schreiben lassen!). Zettel auf der Rückseite mit Haftkleber versehen. Namenszettel nacheinander zu den richtigen Personen bringen und neben den Fotos befestigen.

Familiengitter

Ein Kreuzwortgitter und eine Liste mit Vornamen von Verwandten erstellen.
Namen in das Raster eintragen.

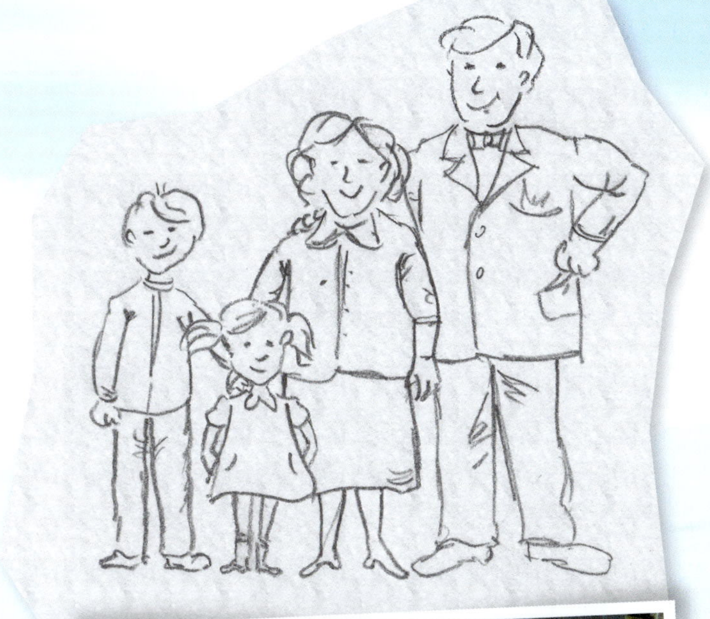

Familien-Puzzle

- Ein großes Foto mit Familienmitgliedern betrachten und besprechen: Wann war das? Was war der Anlass? Wer ist auf dem Bild zu sehen? ...
- Das gleiche Foto noch einmal, zerschnitten in mehrere Teile. Die Puzzlestücke auf das Original – das komplette Bild – legen.
- Wie oben, aber das Original nur als Vorlage benutzen, die Puzzleteile getrennt davon zusammensetzen.
- Die AP setzt die Puzzleteile zu einem kompletten Bild zusammen und entfernt zunächst 1 Teil, das der TN wieder einsetzt. Später 2 oder 3 Teile entfernen und wieder einsetzen. (Einfacher!).

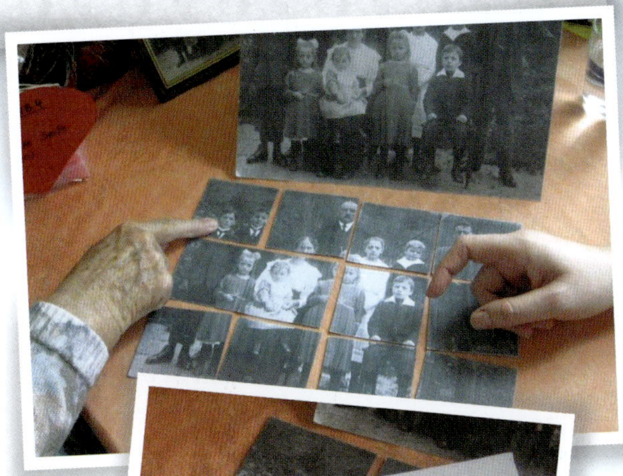

Familienordnung

Die Wortkarten mit Verwandtschaftsbezeichnungen nach unterschiedlichen Vorgaben sortieren, z. B. nach

- Buchstabenanzahl der Wörter.
- Anfangsbuchstaben.
- Geschlecht.
- Generationen.
- Verwandtschaftsgrad, Beziehung ...

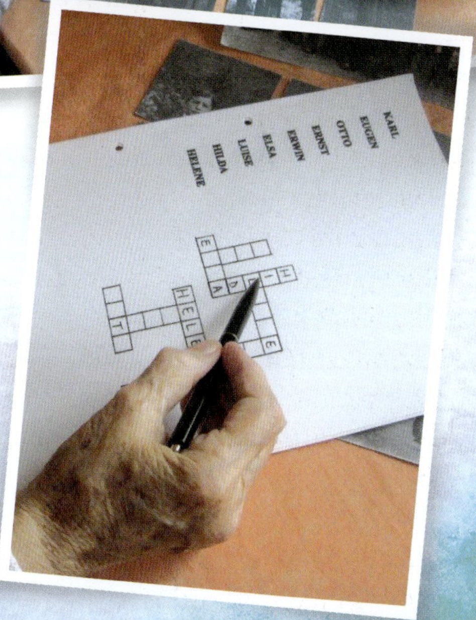

Impulsfragen

- Zu welchen Anlässen gibt es gewöhnlich Familientreffen?
  Feiertage – Weihnachten ...,
  Geburtstage, Taufe, Hochzeit, Beerdigung ...
- Gibt es einen Stammbaum Ihrer Familie?
- Welche alten Ausdrücke für Verwandtschaftsgrade fallen Ihnen ein?
  Oheim – Onkel – Bruder der Mutter; Base – Cousine;
  Muhme – Tante – Schwester der Mutter ...

Assoziationen

Abstammung, Clan, Anhang, Mischpoke, blutsverwandt, verschwägert, Vaterschaftstest, Genetik, Ahnentafel, Generation, Adoption, Inzest, Geschwister, Herkunft, Zugehörigkeit, Merkmale, Ähnlichkeit, Sippe, Seelenverwandte ...

Knöpfe Kleider machen Leute

Einstieg

Mit Knöpfen kommen wir im Alltag ständig in Berührung – meistens an Kleidungsstücken, aber auch an Bettwäsche und in Form von Schaltern an Geräten aller Art. Der Klingelknopf, der Notruf, aktuell häufig Buzzer oder Button genannt, gibt die Möglichkeit, sich bemerkbar zu machen.
Wir schließen, öffnen, drücken, drehen große, kleine, flache, runde ... Knöpfe mehrfach am Tag. Beim Training in der folgenden Zusammenstellung beschränken wir uns auf Knöpfe, die als Verschluss oder Zierde an Textilien angebracht sind.

Material

- 1 große Knopfdose mit vielen unterschiedlichen Exemplaren und solchen, die paarweise oder mehrfach vorhanden sind.
- 1 flaches Gefäß (Schüssel, Dose ...).
- 1 Spielunterlage (Tischset o. Ä.).
- Tablett, Schreibmappe o. Ä. zum Aufstellen als Sichtschutz.

Knopfmassage

Kräftig mit einer Hand in der Knopfdose umrühren. Dabei bewusst einzelne Finger gegen den Widerstand durchziehen, vor- und rückwärts bewegen. Rechte und linke Hand im Wechsel benutzen.
Wie fühlt sich das an? Mit Worten beschreiben.

Handwechsel

- Einen großen Knopf im schnellen Wechsel von einer Hand in die andere geben. Dabei den Abstand zwischen beiden Händen langsam vergrößern.
- Wie oben, aber der Knopf wird von einer Hand zur anderen mit Schwung über den Tisch geschoben bzw. geschleudert.
- Wie oben, aber paarweise gegenüber.
- Wie oben, aber den Knopf über eine – zunächst geringe – Entfernung werfen.

Kleine Sprünge

Wie beim bekannten Flohspiel kleine Knöpfe mithilfe eines großen Knopfs in einen Behälter schnippsen. Dazu eine weiche Spielunterlage, z. B. ein Tischset, verwenden. Den großen Knopf auf die Kante des kleinen drücken und diesen so zum Springen bringen. Je höher das Zielgefäß, desto mehr Geschicklichkeit ist erforderlich.

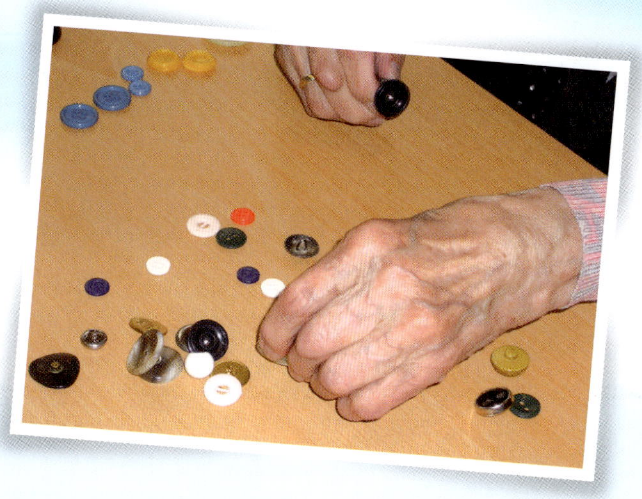

Knöpfe sortieren

Die Menge der Knöpfe an TN anpassen.
Sortieren nach

- Größe, Farbe, Form, Material ...
- Verwendungszweck.
- Befestigungsmechanismus (Löcher, Öse, Knebel, Druckknopf ...).

Gleich & Gleich

Schnell alle gleichen Knöpfe zu Paaren oder Gruppen zusammensortieren.

Formen, Bilder und Buchstaben legen

Mehrere Knöpfe so aneinanderlegen, dass sich verschiedene Formen, Bilder oder Buchstaben ergeben: Kreis, Quadrat, Dreieck, ein Baum, ein Haus, ein A ...

Auf Ansage antippen

Viele verschiedene Knöpfe ausbreiten. Auf Ansage der AP oder einer TN schnell einen bestimmten Knopf finden und antippen: Groß, schwarz, 4 Löcher; klein, weiß, mit Stoff überzogen ...

Knopfreihen legen

Mehrere Knöpfe heraussuchen, die paarweise vorhanden sind. Diese teilen in 2 gleiche Knopfsätze. Paarweise üben.
A legt – von B nicht einsehbar, hinter einem Sichtschutz (Tablett, Schreibmappe o. Ä.) – eine Reihe aus anfangs 2, später 3, 4 oder 5 Knöpfen. Ist die Reihe fertig, den Sichtschutz kurz heben, so dass B die Knöpfe sehen kann. Die Anzahl der Knöpfe bestimmt die Dauer der Betrachtung – je Knopf ca. 1 Sekunde.
B legt sofort anschließend mit dem eigenen Satz Knöpfe möglichst die gleiche Folge nach. Kontrollieren, dann wechseln – B legt vor, A merkt sich die Folge kurz und legt nach.

Impulsfragen

- Was können Sie mit einem Knopf tun? *annähen, abreißen, knöpfen, öffnen, schließen, drücken, drehen, schalten, auslösen, regeln ...*
- Welche Formen können Knöpfe haben? *rund, oval, kugelig, halbkugelig, flach, dick, eckig ...*
- Haben Sie jemals bei einer Entscheidung etwas an den Knöpfen abgezählt? Wie funktioniert das? *etwas dem Zufall überlassen, die Knöpfe an einem Kleidungsstück mit Ja und Nein belegen und den letzten entscheiden lassen*

Assoziationen

Kleidung, elektrische Geräte, verlieren, Perlmutt, Zierde, Verschluss, aufgehen, Reißverschluss, Taste, Regler, Spitz auf Knopf, Stecknadel, kleiner Knopf, Knopfauge, Knopfdruck ...

Wolle Kleider machen Leute

Einstieg

Viele Kleidungsstücke bestehen ganz oder teilweise aus Wolle. Dieses Naturmaterial ist alten Menschen vertraut. Es ist weich und angenehm anzufassen. Frauen werden in der Regel ans Handarbeiten erinnert, Männer eher an gestrickte Pullover, Jacken oder Socken, die sie mehr oder minder gern tragen.
Wolle ist gleichzeitig ein ideales Trainingsmaterial – ob als Knäuel, als Faden oder in verarbeiteter Form als Schnur oder Lappen.

Material

- Mehrere Wollknäule unterschiedlicher Größe, mindestens 1 je TN.
- Pompons, 1 je TN.
- Zu Schnüren verarbeitetes Garn – verhäkelt, als Kordel gedreht oder mit der Strickliesel gestrickt. (Die Schnüre sind griffiger als einfache Fäden.)
- Gestrickte Quadrate in unterschiedlichen Farben und Mustern, jeweils 2 gleiche.
- Zettel und Stifte.

Pompon-Bewegungen

Einen festen Pompon
- mit beiden Händen kneten.
- in einer Hand kneten, rechts und links.
- in einer Hand durch Bewegen der Finger in verschiedene Richtungen drehen, rechts und links.
- hochwerfen und mit beiden Händen auffangen.
- hochwerfen, möglichst oft in die Hände klatschen und mit beiden Händen fangen.

Schnüre formen

- Aus einer Schnur immer neue Formen und Bilder legen: Kreis, Quadrat, Dreieck, Baum ...
- Wie oben, aber Zahlen legen. Jeweils 2, 3 oder 5 Zahlen nacheinander legen, addieren, am Ende Summe nennen. Danach nächsten Durchgang starten.
- Wie oben, aber Buchstaben formen. Jeweils ein Kleidungsstück mit diesem Anfangsbuchstaben nennen: Socken, Pullover, Jacke ...

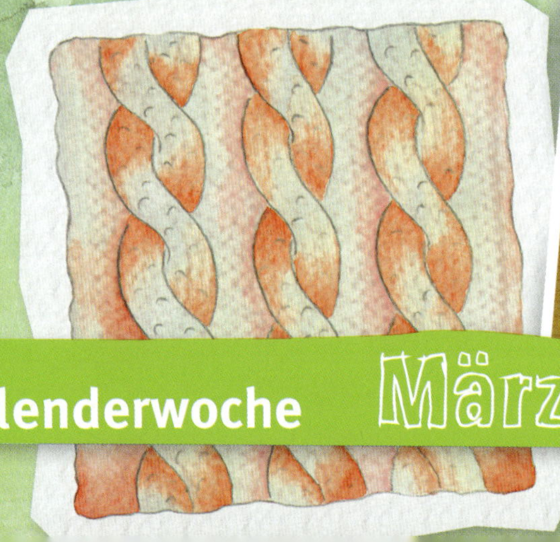

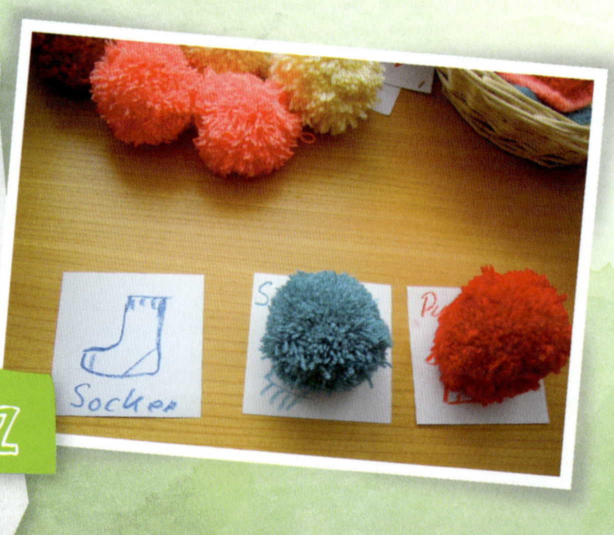

Wolle wickeln & assoziieren

Ein dickes Knäuel mit langem Faden, besser mit zur Schnur verarbeitetem Garn,

- im Kreis herumgeben bzw. paarweise hin- und hergeben und dabei abwickeln. Wer beginnt, hält den Schnuranfang fest und gibt das Knäuel der Nachbarin bzw. dem Gegenüber. Die hält ebenfalls ein Stück Schnur fest und gibt das Knäuel wieder weiter. So fortsetzen, bis das Knäuel abgewickelt ist. Anschließend genauso das Garn Stück für Stück wieder aufwickeln.
- Wie oben, aber mit jeder Abgabe des Knäuels wird eine beliebige Assoziation, ein Gedanke mit dem Begriff Wolle verbunden.
- Wie oben, aber das Knäuel wird nicht abgewickelt, sondern komplett weiter- bzw. hin- und hergegeben. Dabei eine Assoziationskette aufbauen, das heißt immer nur zum vorgenannten Begriff assoziieren, z. B.
  - Wenn ich an Wolle denke, denke ich an Schaf.
  - Wenn ich an Schaf denke, denke ich an Weide.
  - Wenn ich an Weide denke, denke ich an Gras.
  - Wenn ich an Gras denke, denke ich an Grün.
  - Wenn ich an Grün denke, denke ich an Moos ...

Woll-Memory

- Wollquadrate auslegen, Farben, Muster, Garne betrachten und besprechen.
- Paare finden, Quadrate in gleicher Farbe und/oder gleichem Muster.
- Wie oben, aber Paarungen mit geschlossenen Augen, nur durch Tasten, finden.

Begriffe zeichnen oder schreiben

Eine Wortsammlung erstellen: Was lässt sich herstellen aus Wolle? Wörter sammeln und auf Zettel schreiben oder zeichnen, falls möglich TN selbst notieren lassen.
Je nach Trainingszustand 2, 3 ... 6 Wortzettel erstellen. Zettel intensiv betrachten und besprechen, dann umdrehen. Danach kurz ablenken, z. B. Wörter (rückwärts) buchstabieren. Anschließend gemeinsam erinnern, was auf den Zetteln stand.

Impulsfragen

- Mögen Sie Kleidungsstücke aus Wolle?
- Welche wollenen Kleidungsstücke besitzen Sie?
- Erinnern Sie sich an ein wollenes Kleidungsstück, das gekratzt hat?

Assoziationen

Kleidung, Natur, Gewebe, Haare, sich in die Wolle kriegen, kratzen, Lauflänge, rein, Pullover, Socken, Schal, Schaf, spinnen, Garn, Schurwolle, Faden, warm, Handarbeit, Maschen, Filz, Decke, Behaarung, Fell, Flaum, Nadeln ...

Stoffe Kleider machen Leute

Einstieg

Hier geht es um Kleiderstoffe, textile Gewebe, obwohl der Begriff Stoffe allgemein Materie bezeichnet, Stoffe mit unterschiedlichen chemischen und physikalischen Eigenschaften.
Textilstoffe werden nicht nur zu Kleidung verarbeitet, sondern auch zu Haushaltswäsche, zur Innenausstattung usw. Textile Gewebe kommen außerdem in der Pflege zum Einsatz, z. B. in Form von Tüchern, Binden und Wickeln.

Material

- Leere Stoffsäckchen.
- Füllmaterial für Tastsäckchen: Stoffstücke, Buchstaben, kleine Gegenstände ...
- Mehrere Schraubdeckel von Marmeladengläsern o. Ä. Von innen mit unterschiedlichen Stoffen bekleben, jeweils 2 gleiche.
- 2 (bei größeren Gruppen mehr) Kirschsteinsäckchen (oder solche mit anderer Füllung wie Granulat o. Ä.) in 2 verschiedenen Farben.
- Zettel und Stifte.

Tastsäckchen

Säckchen und verschiedenes Füllmaterial betrachten. Anschließend jeweils 1 Material in das Säckchen legen, zunächst von außen durch den Stoff, später durch Hineingreifen ertasten und beschreiben lassen. Wie fühlt sich der Gegenstand an? – Hart, weich, groß, klein, leicht, schwer ...

- Unterschiedliche Textilstoffe – dicker Mantelstoff, glatte Seide, feiner Cord, grobes Leinen ...
- Gegenstände wie Maßband, Fingerhut, Knopf ...
- Buchstaben aus Holz oder Plastik.

Säckchen weitergeben & Begriffe nennen

Die TN sitzen im Kreis. Kirschsteinsäckchen möglichst zügig herumgeben.

- 1 Säckchen schnell weitergeben.
- Wie oben, aber vor der Weitergabe jeweils einen beliebigen Begriff zum Thema Stoffe nennen.
- Wie oben, aber 2 oder mehr Säckchen in 2 verschiedenen Farben sind im Umlauf. Bei größeren Gruppen mehrere Säckchen gleicher Farbe einsetzen. Wer das blaue Säckchen hat, nennt – für die anderen nicht zwingend hörbar – einen beliebigen Textilstoff und gibt dann das Säckchen weiter. Wer das rote Säckchen hat, nennt einen beliebigen Gegenstand, der aus Textilstoff hergestellt wird.

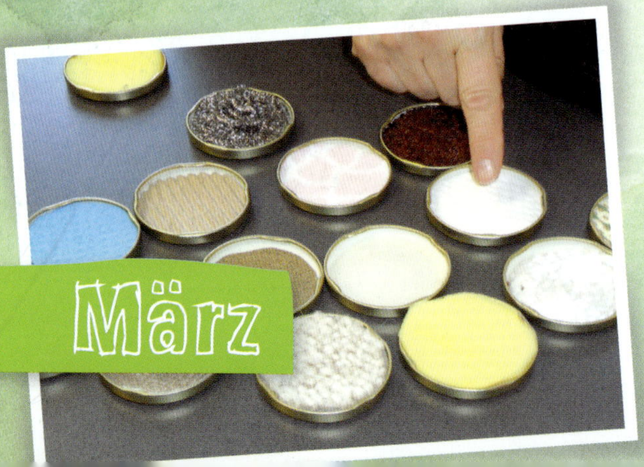

Stoff-Alphabet

Gemeinsam zu (fast) allen Buchstaben des Alphabets jeweils einen Begriff zum Thema Stoff finden, z. B. Acryl, Batist, Chintz, Damast, Elasthan, Frottee, Gabardine, Hanf, Jersey, Kaschmir, Loden, Musselin, Nessel, Organza, Popeline, Rips, Satin, Tweed, Velour, Wolle, Zwirn.

- Nach gemeinsamer Wortsammlung nennt die AP oder reihum ein TN einen beliebigen Buchstaben (eventuell ziehen lassen). Dann jeweils schnell einen passenden Begriff mit diesem Anfangsbuchstaben nennen.
- Begriffe auf Zettel schreiben (möglichst TN selbst). Alle Zettel mischen. Anschließend schnell nach dem Alphabet sortieren.
- Reihum zieht ein TN einen Zettel, nennt nicht den Begriff, sondern beschreibt den anderen den gezogenen Stoff. Die anderen raten, um welches Material es sich handelt. Falls nötig, Anfangsbuchstaben nennen.

Schraubdeckel-Memory

Die Schraubdeckelpaare so auslegen, dass die Stoffe auf den Innenseiten sicht- und fühlbar sind.

- Alle Deckel betrachten und befühlen. Beschreiben, wie sich die einzelnen Stoffe anfühlen – glatt, rau, hart, weich ...
- Mit offenen Augen Paare finden.
- Mit geschlossenen Augen, nur durch Tasten, Paare finden.
- Die Paare trennen, so dass 2 gleiche Sätze vorhanden sind. Einen Satz mit der Stoffseite sichtbar auslegen. Die übrigen Deckel in ein Säckchen füllen. Jeweils einen Deckel herausziehen, ohne ihn anzusehen. Mit geschlossenen Augen ertasten und auf das offen auf dem Tisch liegende Gegenstück zeigen.
- Gewöhnliches Memory spielen, das heißt alle Schraubdeckel liegen verdeckt. Reihum 2 Stück aufdecken. Dabei überlegen alle gemeinsam, sobald der erste Deckel offen liegt, wo sich das Gegenstück befinden könnte.

Impulsfragen

- Welche Textilstoffarten fallen Ihnen ein? *Cord, Samt, Leinen, Seide ...*
- In welchen Berufen gehört das Umgehen mit Textilstoffen zum Alltag?
  SchneiderIn, TextilfachverkäuferIn, RaumausstatterIn, Polsterer, ModedesignerIn ...
- Welche Stoffe tragen Sie am liebsten am Körper?

Assoziationen

Ballen, Bahn, schneiden, nähen, weben, wirken, Chemie, Labor, Fasern, Wandbehang, Gardine, Meterware, Tuch, Webrahmen, knittern, weich, Muster, bedrucken, bespannen, überziehen, synthetisch, natürlich, Baumwolle, Jeans, Köper, Gesprächsstoff, Stoff für einen Roman, Drogen, Stoffwechsel, Zuschnitt ...

Hüte Kleider machen Leute

Einstieg
Nicht alle Menschen mögen oder tragen Hüte. Doch in bestimmten Situationen sind wohl die meisten schon einmal damit in Berührung gekommen – zur Fastnachtsverkleidung gehörig, als Schutz gegen Sonne oder Regen, als Berufskleidung oder im übertragenen Sinn mit den Hütchen-Spielfiguren bei Fang den Hut ...
Beim Gehirntraining geht es hier um farbige „Hütchen“ in Form von Deckeln oder Bechern, unter denen Informationen versteckt sind. Das erinnert ein wenig an das verbotene Hütchenspiel als Form des Trickbetrugs. Doch hier geht es nicht um Geld, sondern vor allem um Aufmerksamkeit und ums Merken.

Material
- 1 Hut.
- 1 oder mehrere Tischtennisbälle.
- Verschiedene kleine Gegenstände, die sich mit Hüten in Verbindung bringen lassen, z. B. ein Stück Schleife, eine (Hut-)Nadel, eine Feder, ein Spielzeugschaf ...
- 5–6 verschieden farbige Plastikbecher oder Deckel als „Hüte“ und 2–3 Stück in einer gleichen, beliebigen Farbe.
- Kleine Zettel oder Karten mit Bildern und Buchstaben. Die Karten müssen unter die Deckel oder Becher passen.
- 1 Farbenwürfel in den Farben der Becher oder Deckel.

Hutball
- Einen hohen Hut umgekehrt auf den Tisch stellen. Einen Tischtennisball (falls vorhanden, mehrere Bälle) so über die Tischplatte prellen, dass er in den Hut hineinspringt. Wie viele Treffer gelingen bei wie vielen Versuchen?
  Bei einer Gruppe in Mannschaften spielen und je Team eine andere Ballfarbe einsetzen. Welche Mannschaft landet die meisten Treffer?
- Paarweise spielen: A prellt den Ball auf den Boden, B hält den Hut in der Hand und fängt damit.

Alles unter einem Hut
Die kleinen Gegenstände, die im weiteren Sinn mit Hüten zu tun haben, einzeln nacheinander präsentieren, betrachten, betasten und besprechen. Dann zunächst 3, später weitere Gegenstände unter den Hut legen.
- Gemeinsam erinnern: Was liegt unter dem Hut? Genannte Gegenstände einzeln wieder hervorholen.
- Einen Gegenstand benennen, den ein TN durch Tasten erkennen und unter dem Hut hervorholen soll.
- Alles liegt unter dem Hut. Die AP holt – uneinsehbar für die TN – einen Gegenstand heraus. Verbliebene Gegenstände gemeinsam betrachten: Was fehlt?

Hütchenspiel

Deckel oder Becher als „Hüte“ einsetzen.

- Die AP legt langsam und gut nachvollziehbar unter 2 Deckel oder Becher gleicher Farbe je eine Karte, z. B. einen Zylinder unter den einen und ein M unter den anderen Hut.
  Die Deckel dann sehr langsam immer wieder verschieben, so dass die TN die Bewegungen genau beobachten können. Am Ende die Frage: Was liegt unter welchem Deckel?
  Langsam steigern auf 3 gleiche Deckel und darunter unterschiedliche Informationen.
- Die Zettel oder Karten mit Bildern und Buchstaben verdeckt als Stapel auslegen. Die verschieden farbigen Deckel oder Becher hinstellen.
  Die TN würfeln reihum mit dem Farbenwürfel. Wer gewürfelt hat, zieht eine Karte und legt sie – für alle zuvor gut sichtbar – unter den Deckel mit der gewürfelten Farbe. Die nächste TN setzt in gleicher Weise fort. Sobald jemand eine Farbe würfelt, unter der bereits eine Karte liegt, versuchen alle gemeinsam sich zu erinnern, um was es sich handelt, bevor der Deckel gelüftet und die Karte aus dem Spiel genommen wird. Erst beim nächsten Durchgang, in dem dieselbe Farbe noch einmal gewürfelt wird, erhält der Deckel eine neue Karte.
  Es gilt also, sich immer den aktuellen Inhalt zu merken und den vorherigen zu löschen.
- Für jeden Deckel eine Karte wählen, die zunächst für alle TN gezeigt, besprochen und ins Gedächtnis eingespeichert und dann unter dem Deckel deponiert wird. Es gilt, sich Deckelfarbe und die zugehörige Information zu merken.
  Nach einer kurzen Ablenkung, z. B. eine Wortsammlung „Arten von Kopfbedeckungen“, die Deckelinhalte erinnern.

Impulsfragen

- Erinnern Sie sich an einen besonders hübschen Hut? Beschreiben Sie ihn möglichst genau!
  Material, Farbe, Form, Verzierungen ...
- Welche anderen Begriffe kennen Sie für Kopfbedeckungen? *Kappe, Bibi, Speckdeckel, Chapeau ...*
- Aus welchen Elementen kann ein Hut bestehen? *Kopfteil, Krempe, Schirm, Hutband, Schleier ...*

Assoziationen

Schutz, vornehm, Rennbahn, Queen, steif, Modistin, breitkrempig, den Hut nehmen, Udo Lindenberg, Charlie Chaplin, Sherlock Holmes, zaubern, ein alter Hut, Hutgesicht ...

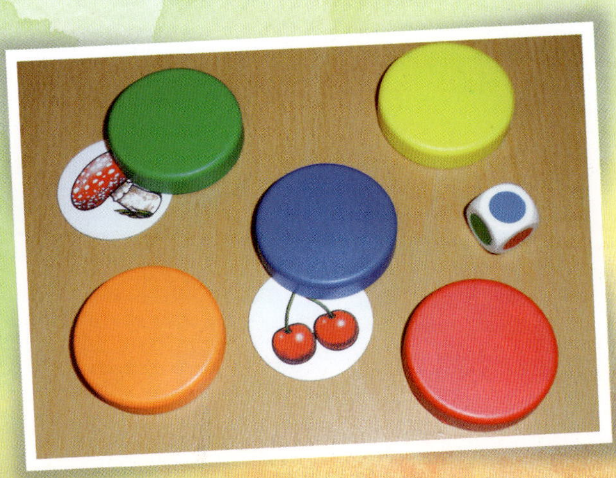

Spiegel Kleider machen Leute

Einstieg

Der Blick in den Spiegel gehört zum morgendlichen Ritual der Körperpflege. In der Wohnumgebung finden sich in der Regel mehrere Spiegel – nützliche und dekorative, kleine und große. Beim Kleiderkauf sind sie beinahe unverzichtbar. In Pflege und Medizin tauchen sie bei Untersuchungen und Therapie auf. Es gibt sie aus Glas oder Metall in vielen Variationen.
Bei Kleidung meint der Begriff einen andersfarbigen Besatz. Jäger kennen einen Spiegel für Zeichnungen auf Flügeln und hellen Flecken am After von Wildtieren. Auch im Schiffbau, in Druckerei, Schreinerei und Architektur sind Spiegel geläufig. Hier beim Gehirntraining kommen ganz gegenständliche, gewöhnliche Spiegel zum Einsatz.

Material

- Je 2 TN 1 geteiltes Spielbrett (z. B. Schach oder Dame verwenden, Spiegelachse markieren!) oder 2 gleiche Spielbretter; alternativ selbst erstellter Plan mit z. B. 3 x 3, 4 x 4 oder 5 x 5 Feldern, abhängig von der Leistungsfähigkeit der TN (je kleiner, desto einfacher).
- Beliebige Spielfiguren oder alternativ Knöpfe, Flaschenverschlüsse ..., je 2 TN mindestens 10.
- Je TN 1 Handspiegel (möglichst rechteckig), Stift und Papier.

Spiegelbild der Hände

Die TN positionieren sich paarweise gegenüber. A ist ein imaginärer Spiegel, B steht oder sitzt davor. Beide vereinbaren, wer zuerst welche Rolle übernimmt. In der Startposition halten beide die Hände in Brusthöhe vor dem Körper mit einem Abstand von etwa 10 cm, Finger leicht gespreizt. B beginnt langsame Bewegungen, als ob die Hände über eine unsichtbare Wand – oder eben einen Spiegel – fahren würden. A vollzieht die Bewegungen in alle Richtungen möglichst genau und gleichzeitig mit. Die einzelnen Finger können auch bewegt, gebeugt oder gestreckt werden. Nach einiger Zeit wechseln A und B die Rollen.

Figuren legen an der Spiegelachse

TN sitzen paarweise gegenüber. Jeweils 1 geteiltes Spielbrett oder 2 gleiche Bretter. A setzt nacheinander jeweils 1 Spielfigur in ein beliebiges Feld, B vollzieht spiegelverkehrt Schritt für Schritt nach. Schwierigkeitsgrad variieren, z. B. durch

- größeres Spielbrett, also mehr Felder und damit mehr mögliche Positionen.
- verschieden farbige Spielfiguren.
- Verschieben der Spiegelachse in unterschiedlichen Winkeln.

Spiegelschrift schreiben

Einzeln üben. Den Handspiegel aufrecht vor bzw. neben das Papier stellen (dort befestigen oder AP hält den Spiegel).

- Spiegel steht parallel zur Schreibrichtung. Zunächst einzelne Buchstaben oder Zahlen so schreiben, dass sie im Spiegel korrekt zu lesen sind. Der Blick ist dabei im Spiegel, nicht auf dem Papier.
- Wer einzelne Buchstaben schafft, probiert Wörter, etwa den eigenen Namen, zunächst in Blockschrift.
- Wie oben, aber einfache Bilder zeichnen – Haus, Baum ...
- Wie oben, aber die Spiegelachse verläuft im rechten Winkel, den Spiegel also so aufstellen, dass er rechtwinklig zur Schreibrichtung steht.

Impulsfragen

- Wo gibt oder gab es in Ihrem Umfeld Spiegel? *Bad, Kleiderschrank, Garderobe, Handtasche ...*
- Bei welchen Gelegenheiten betrachten Sie sich im Spiegel? *beim Frisieren, Rasieren, Ankleiden ...*
- Wo, außer in einem klassischen Spiegel, gibt es Spiegelbilder? *Wasseroberfläche, Luftspiegelungen, Fensterscheiben ...*

Assoziationen

betrachten, vorhalten, Kosmetik, Anprobe, Eulenspiegel, oval, eckig, Spiegelei, blank, blind, gerahmt, Zeitschrift, blenden, verzerren, sich etwas hinter den Spiegel stecken, Spiegelkabinett, Fata Morgana, abbilden ...

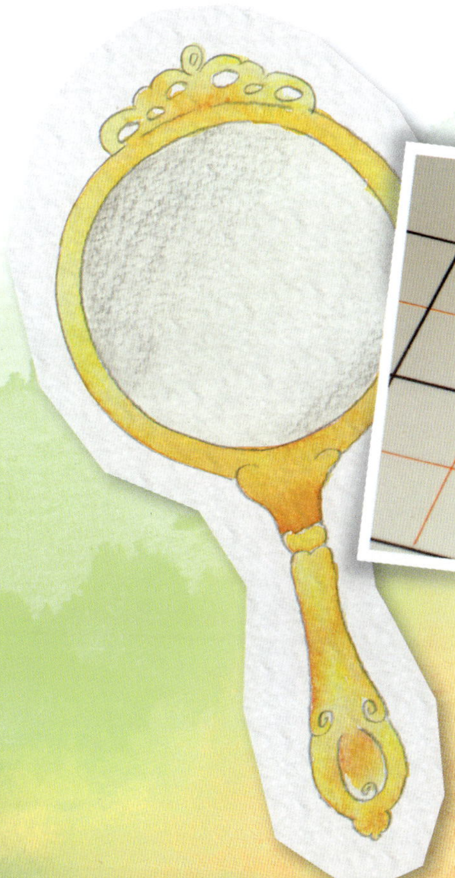

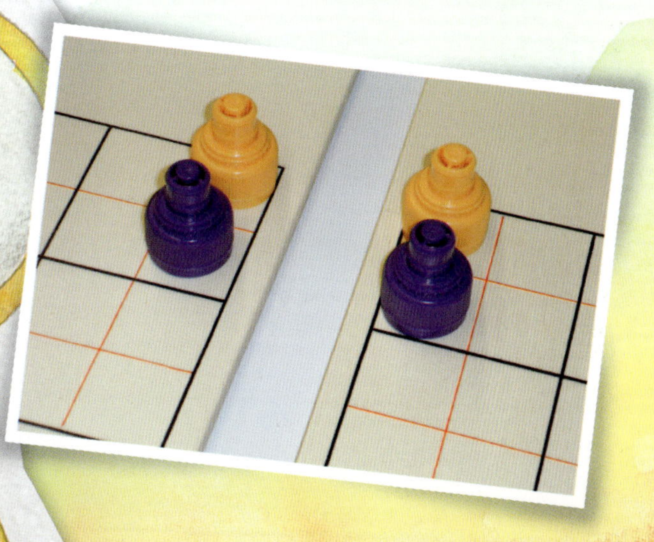

Wetter Wind & Wetter

Einstieg

Ob Sommer oder Winter, ob beständig oder wechselhaft, strahlend schön oder schmuddelig grau – das Wetter ist immer und überall ein beliebtes Gesprächsthema. Es lässt sich weder durch Beziehungen noch durch Geld beeinflussen. Zwar können Meteorologen immer treffsicherer Vorhersagen machen, aber ändern lässt sich das aktuelle Wetter nicht.
Dank frühzeitiger Ankündigungen in Zeitung, Radio und Fernsehen können Menschen sich auf Bevorstehendes einstellen – sich passend kleiden, ihre Aktivitäten planen oder bei Unwetter Schutzmaßnahmen treffen.

Material

- Mehrere Karten mit je 1 Wettersymbol, selbst erstellt (Sonne, Regen, Regenbogen, Wolken, Gewitter, Windhose, Schnee ...; Vorlagen siehe Zeitung oder Internet).
- Je TN 1 Kopie einer aktuellen Wetterkarte von ganz Deutschland oder der Region (aus Tageszeitung oder Internet), gleiches Motiv für alle TN.
- Je TN 1 Stift.

Wettervorhersage

Zu Beginn alle Wettersymbole auf den Karten einzeln betrachten, besprechen und passende Bewegungen gemeinsam überlegen und vereinbaren, z. B.

- Sonne: Mit den Armen einen großen Kreis beschreiben (volle Sonne).
- Regen: Arme weit nach oben heben, mit schnell zappelnden Fingern langsam nach unten führen (fallende Regentropfen).
- Regenbogen: Mit beiden Armen in der Luft einen möglichst großen (Regen-)Bogen beschreiben.
- Wolken: Blick nach oben, in der Luft Wolkenformen malen, im Wechsel rechte und linke Hand benutzen.
- Gewitter: Mit den Händen auf die Oberschenkel klatschen, gleichzeitig mit den Füßen stampfen.
- Windhose: Wangen aufblasen, Luft langsam auspusten, dabei die Arme aus angewinkelter Position, Hände vor dem Mund, strecken (Luftmassen wegwedeln).
- Schnee: Imaginäre Schneebälle formen und werfen, gleichzeitig mit den Fußsohlen über den Boden rutschen und Unterschenkel nach vorn schleudern (ausrutschen auf dem Schnee).

Die AP oder reihum 1 TN hält für alle sichtbar eine Symbolkarte hoch. Alle reagieren möglichst schnell mit der passenden Bewegung. Mehrere Durchgänge im schnellen Wechsel.

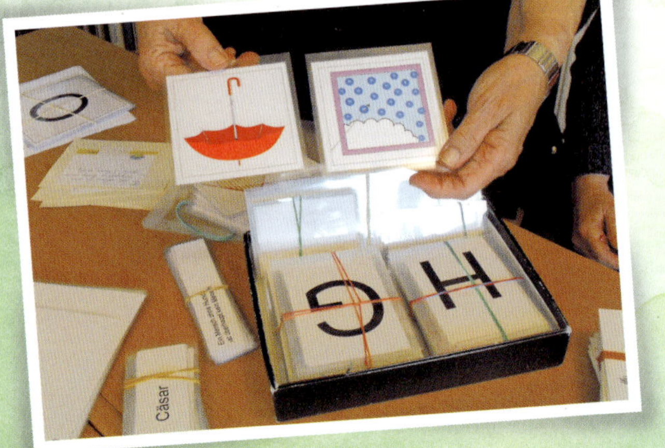

Das Gehirntrainingsbuch, Bettina M. Jasper © Vincentz Network GmbH & Co. KG, Hannover 2015, ISBN 978-3-86630-415-4

Wetterkarte

Alle TN haben ein Exemplar der gleichen Wetterkarte vor sich. Zunächst betrachten und besprechen: Welche Region ist abgebildet? Wo ist unser Wohnort? Welche Symbole gibt es und was bedeuten sie? Wo liegt welche Himmelsrichtung? usw. Erst danach mit den Übungen beginnen.

- Auf Ansage schnell einen bestimmten Ort suchen und antippen. AP oder reihum die TN sagen an.
- Wie oben, aber zunächst die Ansage von 2, 3 ... bis zu 5 Orten im Sekundentakt abwarten, dann in möglichst gleicher Reihenfolge antippen.
- Schnell zählen, z. B.
  - Wie viele Wolken sind abgebildet?
  - Wie oft ist die Sonne voll zu sehen?
  - Wie oft ist es wolkig, also die Sonne von einer Wolke verdeckt?
  - In wie vielen Regionen fällt Regen?
- Alle Zahlen der angegebenen Temperaturen addieren.
- Wo ist es am wärmsten, wo gibt es die niedrigste Temperatur?
- Ziffern durchstreichen, z. B.
  - alle geraden Ziffern.
  - alle ungeraden Ziffern.
  - alle zwischen 0 und 4 ...
- Buchstaben streichen, z. B. alle „e" und „n" oder alle „s" und „t".
- Fragen beantworten an Hand der Karte, z. B.
  - Welche Temperatur herrscht nachts in X?
  - Wie ist die Windrichtung?
  - Wie wird das Wetter in Y? ...

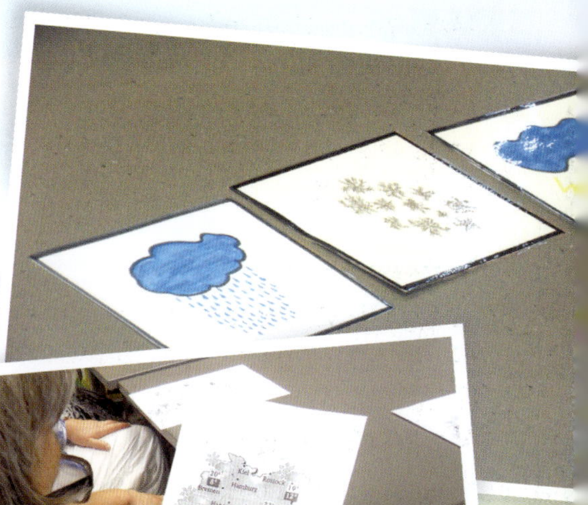

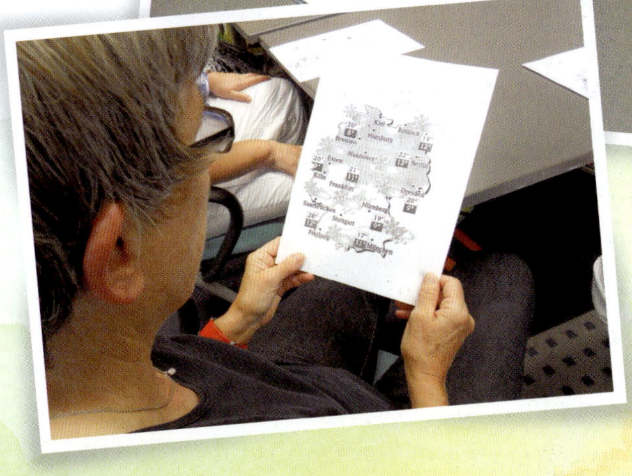

Impulsfragen

- Wie lässt sich das aktuelle Wetter, das heute und jetzt herrscht, beschreiben? Ist es typisch für April?
- Hat das Wetter Einfluss auf Ihre Stimmung?
- Interessieren Sie sich für die Wettervorhersage?

Assoziationen

Klima, Witterung, Unwetter, Stimmung, Katastrophe, Jahreszeit, Kleidung, Schutz, Wetterkarte, Frosch, Barometer, Thermometer, Luftdruck, Hahn, Vorhersage, Allergiker, Pollenflug, Kachelmann, Frost, Hundstage, Petrus, Eisheilige, Temperatur ...

Regen Wind & Wetter

Einstieg

In unseren Breitengraden empfinden wir Regenwetter häufig als ungemütlich und unangenehm. Menschen anderer Kulturen und Regionen führen dagegen zeremonielle Tänze auf in der Hoffnung, Regen auszulösen, um die nächste Ernte zu garantieren. Für die Landwirtschaft ist Regen auch bei uns nötig. Doch nicht nur Landwirte freuen sich, und es gibt auch sonst Menschen, die dem Regen Positives abgewinnen können. Richtig angezogen, macht es nicht nur Kindern Freude, durch Pfützen zu platschen. Außerdem macht Regen dem Volksmund zufolge schön.
Wenn es draußen Katzen und Hunde regnet, ist das eine gute Gelegenheit, drinnen im Trockenen das Gehirn auf Trab zu bringen.

Material

- Je TN 1 kurzer Text als vergrößerte Kopie, Ausschnitt aus der Wetterrubrik der Tageszeitung (siehe Abb. „Deutschlandwetter").
- Je TN 1 Stift, möglichst in farblichem Kontrast zur Textfarbe.

Regengeräusche erzeugen

Im Sitzen gedanklich und mit passenden Bewegungen einen heftigen Regenguss vom Herannahen bis zum Abflauen verfolgen. Die einzelnen Phasen besprechen, gemeinsam überlegen, wie sich entsprechende Geräusche erzeugen lassen, z. B.

- Ganz leichter Nieselregen. ➜ Handflächen kreisend aufeinander reiben.
- Erste Tropfen fallen. ➜ Fingerspitzen trommeln einzeln leise auf Tisch oder Armlehne.
- Die Tropfen werden größer, lauter, heftiger. ➜ Lauter trommeln.
- Der Regen platscht auf den Boden. ➜ Beide Hände klatschen im Wechsel schnell auf die Oberschenkel.
- Dicke Tropfen prasseln heftig auf den Boden. ➜ Hände klatschen auf die Oberschenkel, mit beiden Füßen im schnellen Wechsel auf den Boden stampfen.
- Der Schauer flaut ab. ➜ Die gleiche Folge rückwärts ausführen – Hände klatschen, Fingertrommeln, Handflächen reiben – am Ende einen Augenblick die völlige Ruhe wahrnehmen.

Für Ruhe im Umfeld sorgen. Bei einem zweiten Durchgang möglichst mit geschlossenen Augen durchführen, dann lässt sich der Schauer in der Fantasie leichter nachvollziehen.

Doppelbuchstaben im Deutschlandwetter

Je TN kurzer Text. Text zügig durcharbeiten und markieren, wenn zwei gleiche Buchstaben hintereinander auftauchen – auch in verschiedenen Wörtern, in aufeinander folgenden Zeilen, mit dazwischen stehenden Satzzeichen und bei Groß- und Kleinbuchstaben.

Beispiel:

Gehen Sie den Text schne**ll** durch. Heut**e e**rledigen Sie diese Übung auf dem Arbeitsbla**tt**, demnächst in einer alten Zeitung.

Wörter sammeln

Wörter mit **REGEN** suchen und aufschreiben.

Sprüh~, Dauer~, ~cape, ~hut, Schlag~, ~wasser, ~tropfen ...

Impulsfragen

- Stellen Sie sich einen Regenbogen vor. Welche Farben sehen Sie?
  7 Spektralfarben: Rot, Orange, Gelb, Grün, Hellblau, Indigo, Violett
- Welche Arten von Niederschlag kennen Sie? *Regen, Schnee, Graupel, Tau, Nebel, Schnee, Reif ...*
- Was tun Sie bei Gewitter? *genau beobachten, Schutz suchen, Stromstecker ziehen ...*

Assoziationen

Tropfen, peitschen, Regencape, nieseln, nass, feucht, spritzen, Niederschlag, Wolke, Wurm, Schauer, Nebenfluss der Donau, Guss, sauer, sintflutartig, Wolkenbruch, fallen, platschen, strömen, Tonne, gießen, Schirm, Cape, Südwester, Eisregen, Regenradar, Wolken ...

Deutschlandwetter

Heute gibt es stellenweise Sonnenschein, sonst jedoch viele Wolken und örtlich Regen oder Schnee. Die Temperaturen klettern am Tage auf 0 bis 8 Grad. Nachts sinken die Werte dann auf 3 bis minus 2 Grad. Der Wind weht frisch aus Südwest.

Sonne Wind & Wetter

Einstieg

Sobald sich die Sonne zeigt, steigt bei der Mehrheit der Menschen die Stimmung. Jetzt im April werden die Tage wieder länger. Zwischen Wolken, Regen und Grau zeigt sich immer mal die Sonne. Das tut den Augen gut, und blitzartig verbessert sich die Laune. Die Sonnenstrahlen machen fröhlich und unternehmungslustig. Wir tanken Energie. Da fällt es gleich viel leichter, sich dem Training der grauen Zellen zu widmen.

Material

- 2 Luftballons – 1 in Gelb, 1 in einer anderen Farbe.
- Wimmeltablett: Viele kleine Gegenstände – einige doppelt oder mehrfach – mit Bezug zum Thema Sonne, z. B. Brille, Creme, Hut, Blume, Schirm, Solarrechner, Kompass, japanische Flagge, Stern, Fächer, Smiley, Foto Sonnenuntergang, kleiner Deko-Liegestuhl, Sand, Uhr ...

Sonne & Mond

2 TN gegenüber oder Gruppe im Kreis. 2 Ballons – Gelb und eine andere Farbe.

- Paarweise gegenüber: Beide Ballons sind im Spiel. In unregelmäßigem Wechsel Ballons einander zuspielen bzw. fangen. Bei Erhalt des gelben Ballons laut „Sonne“ sagen, bei Erhalt des anders farbigen Ballons „Mond“. Anschließend zur nächsten TN spielen.
- Wie oben Begriffe „Sonne“ und „Mond“ nennen, aber in der Gruppe, beide Ballons gleichzeitig im Spiel.
- Nur den gelben Ballon kreuz und quer einander zuspielen. Nach Annehmen des Ballons jeweils einen Begriff nennen, der mit Gelb assoziiert wird (Zitrone, Mais, Gefahr ...), anschließend sofort einem anderen TN zuwerfen.

Wimmeltablett: Sonne

Je nach Zusammenstellung der Gegenstände unterschiedliche Aufgaben stellen, z. B.

- Anzahl sämtlicher Gegenstände schätzen.
- Alle Gegenstände zählen, möglichst ohne sie zu berühren.
- Anzahlen vergleichen, z. B. Sind mehr Blumen oder mehr Uhren vorhanden?
- Materialien erfragen, z. B. Welche Gegenstände enthalten Glas? Welche schützen vor der Sonne? Welche lassen sich in ihrer Gestalt verändern? ...
- Aus welchen Gegenständen lassen sich mit „Sonne-“ zusammengesetzte Wörter bilden? *Sonnenuhr, Sonnenschirm, Sonnenhut ...*
- Was hat einen Anfangsbuchstaben „R“ ...? Dabei auch unterschiedliche Begriffe für mehrmals den gleichen Gegenstand finden, z. B. Rechner, Taschenrechner, Kalkulator ...
- Kategorien bilden nach unterschiedlichen Merkmalen, z. B. Größe, Gewicht, Farbe, Material, Anfangsbuchstaben ...
- Nacheinander verschiedene Gegenstände vom Tablett mit geschlossenen Augen ertasten. Dabei beide Hände nutzen, Gegenstände beschreiben, vergleichen, bei Bedarf am Ende erraten.

Redewendungen sammeln

Redewendungen suchen und aufschreiben, Bedeutung besprechen, z. B. Sonne im Herzen haben, Sonne bringt es an den Tag, auf der Sonnenseite des Lebens stehen, ein Platz an der Sonne, geh' mir aus der Sonne ...

Impulsfragen

- Warum sollten Menschen sich vor Sonneneinstrahlung schützen? Wie? *Schädliche UV-Strahlen können Haut nachhaltig schädigen. Schutz: Creme, Kleidung, Kopfbedeckung, Brille ...*
- Haben Sie jemals bewusst einen Sonnenaufgang beobachtet? Beschreiben Sie ihn. *Wo? Zu welcher Tageszeit? Wie sah der Himmel aus? ...*
- Sind Sie SonnenanbeterIn oder suchen Sie eher den Schatten?

Assoziationen

Morgen-/Abendrot, hell, leuchten, strahlen, Wärme, Licht, Osten, Aufgang, Untergang, bräunen, Schatten, brennen, Schutz, gelb, Tag, Sommer, Sonnenblume, Heizsonne, blenden, lachen, Energie, Sonnenfinsternis, Japan[1], Solarzellen, Helios[2], Mittsommer[3], Hut, Höhensonne ...

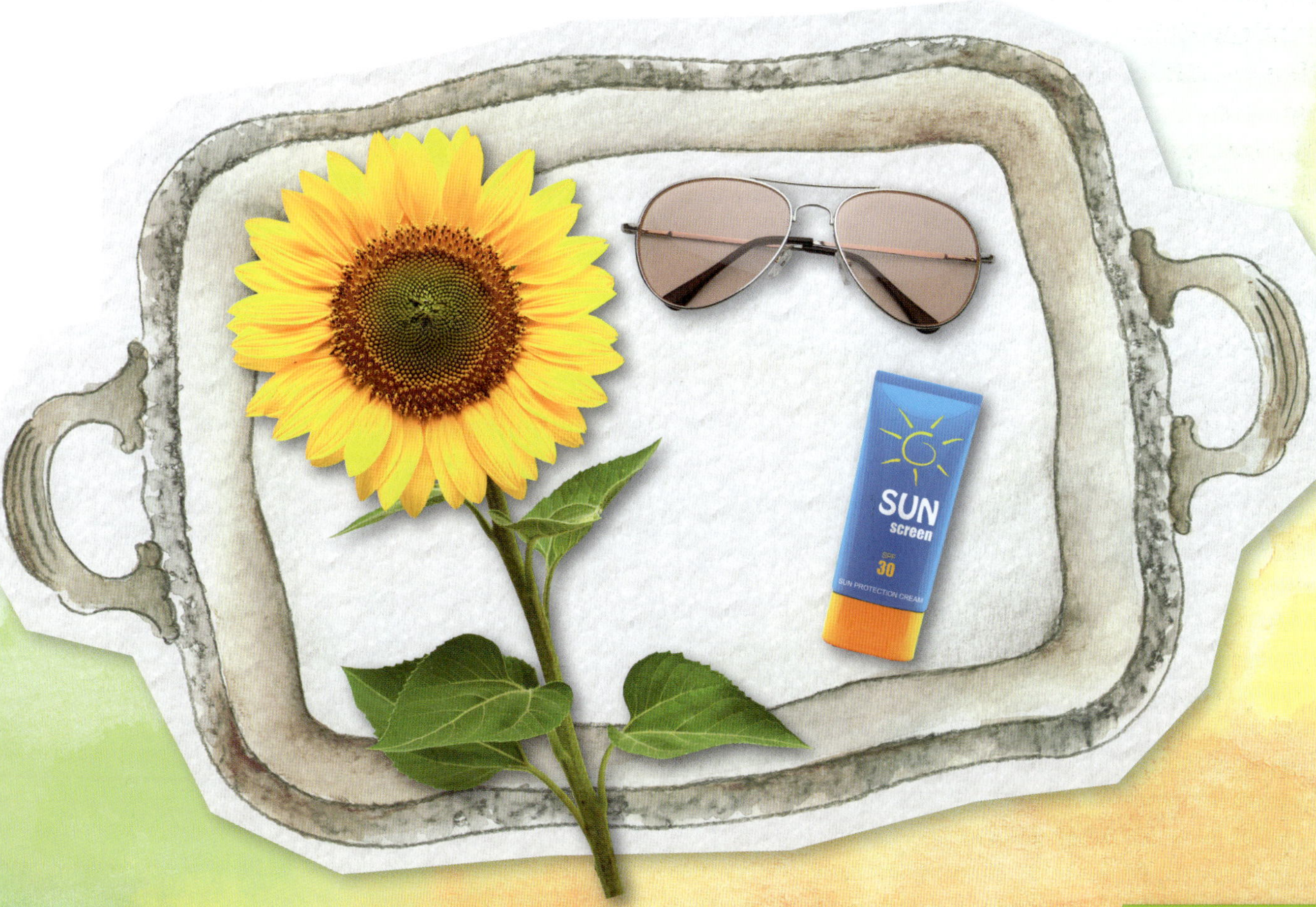

[1] Land der aufgehenden Sonne. [2] Griechischer Sonnengott. [3] Alljährlich am 21. Juni, Sommersonnenwende, längster Tag.

Mond Wind & Wetter

Einstieg

350.000 bis 400.000 Kilometer liegen zwischen Erde und Mond. Zwar ist die Entfernung metergenau vermessen, aber sie schwankt, weil der Mond sich in Form einer Ellipse um die Erde dreht. Trotz der großen Distanz beeinflusst der Mond das Leben auf der Erde erheblich.
Er steuert Ebbe und Flut, gibt die Basis unserer Zeitrechnung in Monaten vor, ist für viele Tiere so etwas wie eine innere Uhr. Auch Menschen sind betroffen, etwa in ihrem Schlaf. Sie richten sich zum Teil nach dem Mondkalender, obwohl dessen Einfluss wissenschaftlich nicht belegt ist und oft bestritten wird. Das Mondlicht regte schon manchen Künstler zu romantischen Gedichten oder beeindruckenden Gemälden an.

Material

- 1 Rasterplan mit 3 x 3 quadratischen Feldern (selbst aufzeichnen).[1]
- 9 Figuren: 3 Motive – Mond, Sonne, Stern – jeweils in den Farben Blau, Rot und Gelb (selbst herstellen aus Karton, Moosgummi o. Ä.).[2]

Sonne, Mond & Sterne

- In einer Gruppe im Kreis den TN je einen Begriff zuordnen – entweder Sonne, Mond oder Stern. In unregelmäßigem Wechsel immer einen der 3 Begriffe nennen. Die damit belegten TN reagieren mit einer zuvor festgelegten Bewegung, z. B. aufstehen, Arme nach oben strecken oder in die Hände klatschen.
- AP mit Einzel-TN oder Gruppe. Für jeden der 3 Begriffe eine Bewegung festlegen, z. B.
  - Sonne → Arme nach oben strecken und dabei laut „Aaahhh“ rufen.
  - Mond → Mit beiden Armen den Vollmond, also einen Kreis, beschreiben.
  - Stern → Einen imaginären Stern in die Luft zeichnen.

  Begriffe im schnellen, unregelmäßigen Wechsel nennen, TN reagieren mit entsprechenden Bewegungen.
- Wie oben, aber die AP nennt im Sekundentakt eine Folge, z. B. „Mond – Sonne – Mond – Stern“. Nach dem letzten Begriff vollziehen die TN sofort anschließend die passenden Bewegungen in gleicher Reihenfolge.

[1+2] Alternativ zum selbst hergestellten Material: WÄCHTER, Linda; Logix. Das absolut logische Denkspiel. IQ-Spiele, Donaueschingen 2012.

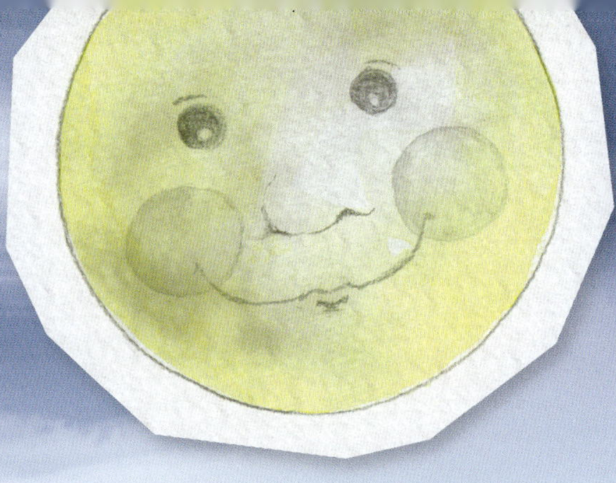

Farbige Himmelskörper

- 9 Figuren – Mond, Sonne, Stern – auf dem Tisch durcheinander verteilen. Auf Ansage antippen
  - alle gelben Figuren; alle blauen; alle roten.
  - alle Sterne; alle Monde; alle Sonnen.
  - den gelben Mond, den roten Stern ...
- Die 9 Figuren auf den Rasterplan legen:
  - Gleiche Farben und Figuren jeweils in einer Reihe.
  - Zu 3-er-Reihen vervollständigen, z. B. liegen Stern und Mond ➔ Sonne ergänzen; liegen Sonne und Stern ➔ Mond ergänzen ...
  - Oben und unten bestimmen. Dann Figuren nach Ansage in bestimmte Felder legen, z. B. roter Stern oben links, gelber Mond Mitte ...
  - Nach Sudoku-Regeln legen, d. h. in jeder Reihe bzw. jeder Spalte darf jede Farbe und jede Form genau einmal vorkommen. Unterschiedliche Anordnungen finden.

Impulsfragen

- Haben Sie 1969 die erste bemannte Mondlandung verfolgt?
- Betrachten Sie manchmal den Nachthimmel? Was gibt es dort zu sehen?
  Mond, Sternbilder, Sternschnuppen ...
- Lesen Sie Ihr Horoskop und richten Sie sich nach darin erteilten Ratschlägen?

Assoziationen

Satellit, Trabant, weiß, aufgehen, Sichel, zu-/abnehmend, Himmelskörper, Phasen, Mondkalender, voll, Planet, Matthias Claudius[3], Nacht, scheinen, umkreisen, schlafwandeln, Umlaufbahn, Finsternis, Atmosphäre, Neil Armstrong[4], Raumfahrt, Gezeiten, Beethoven[5] ...

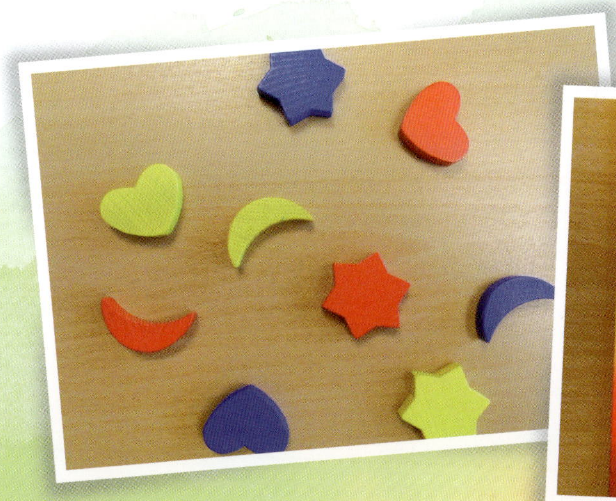

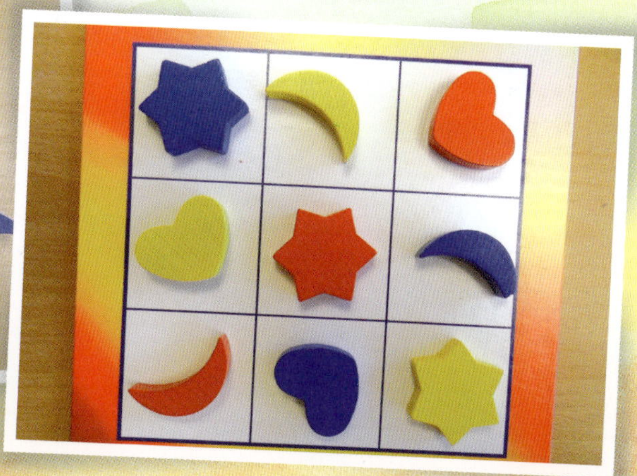

[3] Lied-Texter "Der Mond ist aufgegangen". [4] 1930-2012, betrat am 21. Juli 1969 als erster Mensch den Mond.
[5] Komponierte die "Mondscheinsonate".

Malen Farben & Formen

Einstieg

Für viele Erwachsene liegen die letzten Malerfahrungen sehr lange zurück, meist in der Kindheit. Deshalb ist oft zunächst eine Hürde zu überwinden, wenn jemand sich in dieser Weise kreativ betätigen soll. Ist allerdings die erste Scheu überwunden, geht es meist gut. Dazu sollte die AP mit einem Beispiel vorangehen und selbst einfache Zeichnungen im Beisein der TN erstellen. Danach macht es Spaß, mit verschiedenen Materialien und Farben zu experimentieren und die eigene Kreativität zu entdecken.
Aus der Sicht des Gehirntrainings geht es dabei nicht nur um Kreativität, sondern auch um visuelle Wahrnehmung, räumliche Vorstellung, Einordnen von Größenverhältnissen, Farberkennung usw. Wer gar nicht unter die „Künstler" gehen mag, kennt sich vielleicht mit Malern und Gemälden aus, mag Dekoratives an den eigenen vier Wänden und findet so einen anderen Zugang zum Thema.

Material

- Mehrere Aufgabenkarten mit jeweils 3 darzustellenden Begriffen (selbst erstellen, einfache Gegenstände als Begriffe auswählen wie Tisch, Fenster, Blume, Baum, Berg, Auto ...), Anzahl abhängig von Gruppengröße und Zeitrahmen, mindestens 10 Karten zur Auswahl.
- Je TN 1 Stift und Papier (Zettel oder Karten).
- Farbkarten, 3 bis 6 unterschiedliche Farben (Blau, Rot, Gelb, Grün, Schwarz, Weiß; selbst erstellen oder aus beliebigem Spiel entnehmen; alternativ Gegenstände in diesen Farben nutzen).[1]

Pantomime

Bewegter Einstieg ins Thema: Pantomimisches Anstreichen einer imaginären Wand. Dabei beide Arme benutzen, sich strecken in alle Richtungen.

Farbpalette

Farbkarten durcheinander auf dem Tisch auslegen.

- Auf Ansage schnell 1 Farbe antippen.
- Wie oben, aber Farbfolge im Sekundentakt vorgeben, im Anschluss in gleicher Reihenfolge antippen.
- 2 Farben antippen, gemeinsam besprechen, welche Farbe sich aus der Mischung beider ergibt, z. B.
  - Blau + Gelb → Grün.
  - Rot + Weiß → Rosa.
  - Gelb + Rot → Orange ...

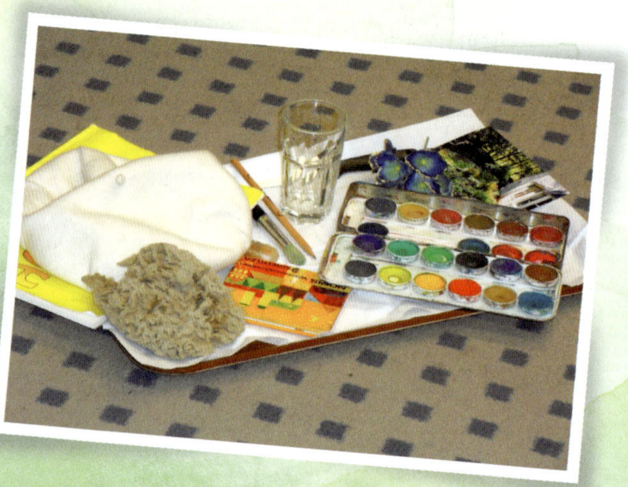

[1] Zum Beispiel Farbkarten aus: JASPER, Bettina M.; Klick Klack. Das Würfelspiel für 2. Vincentz Network, Hannover 2009.

Zeigen – zeichnen – erklären

Stapel mit Aufgabenkarten (darzustellenden Begriffen) liegt verdeckt. Ähnlich wie beim bekannten Gesellschaftsspiel *Activity* geht es ums Darstellen und Erraten von Wörtern, jedoch nicht zwingend als Wettspiel und nicht unbedingt mit Spielbrett. Als Variation ist jedoch beides möglich. Es sollte ohne den im Original vorhandenen Zeitdruck gespielt werden.
Zur Darstellung Wahlmöglichkeiten lassen, d. h. auf jeder Karte sollten 3 Begriffe stehen, von denen nur 1 ausgewählt wird. Die Darstellung sollte möglichst über Malen bzw. Zeichnen erfolgen. Als Alternativen Pantomime und Erklärung mit Worten (ohne den gesuchten Begriff zu nennen!) anbieten.
1 TN zieht eine Karte, stellt eines der 3 Wörter dar, die anderen TN raten. Anschließend setzt die nächste TN in gleicher Weise fort.

Impulsfragen

- Wann und womit haben Sie zuletzt gemalt oder gezeichnet?
  Ölfarbe, Wasser-/Aquarellfarbe, Kreide, Kohle, Buntstifte, Wachskreide, Fingerfarbe ...
- Wo überall können Sie Bilder – Gemälde, Fotos ... – betrachten?
  Kunstmuseum, Galerie, Wanderausstellung, Hauswände, Bildbände ...
- Welche Gemälde oder sonstige Dekoration mögen Sie an Ihren Zimmerwänden?

Assoziationen

Zeichnen, Farbe, Pinsel, Palette, Leinwand, ausstellen, Künstler, Öl, Porträt, Stillleben, abstrakt, naiv, Kunst, Natur, Firnis[2], Staffelei, Akt, Motiv, bildende Kunst, Papier, Bild, Pastell, anstreichen, tünchen, anmalen, Mandala, Fresco[3], modern, gegenständlich, Malbuch ...

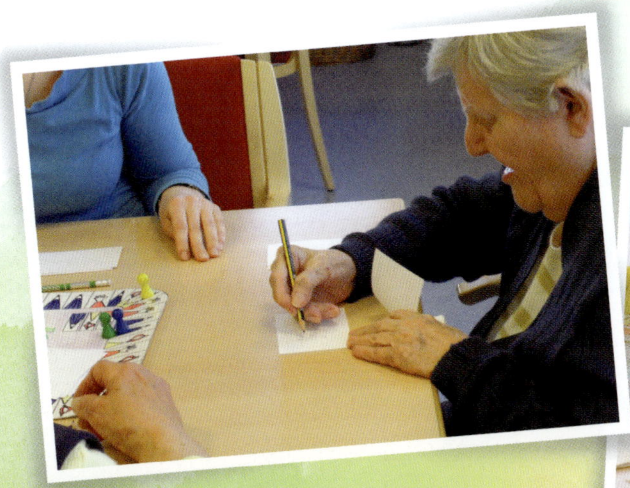

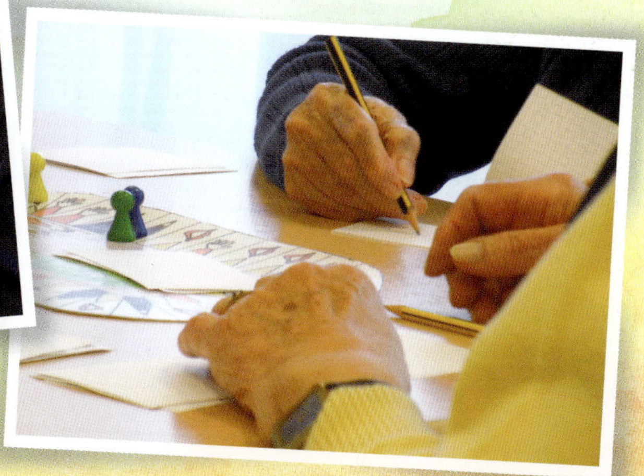

[2] Farbloses Öl als Schutzschicht auf Gemälden. [3] Malerei, aufgetragen auf noch feuchten Verputz einer Wand.

Bunte Würfel Farben & Formen

Einstieg

Hier wird geknobelt. Würfel und Knobelbecher kommen zum Einsatz. Das erinnert so manche TN an Stammtischrunden. Anders als bei den klassischen Knobeleien im Lokal geht es hier gleichzeitig um Farben – die vier psychologischen Grundfarben Blau, Rot, Gelb, Grün und die so genannten Unfarben Schwarz und Weiß.
Es geht um Farberkennung und -zuordnung, schnelles Erfassen, Verarbeiten und Umsetzen, logische Reihen, Merken ...

Material

- 12 farbige Augenwürfel 1 bis 6 (je 2 in Blau, Rot, Gelb, Grün, Schwarz und Weiß).
- 12 Farbkarten in den gleichen Farben (siehe oben).
- 1 Knobelbecher.[1]
- Bei Bedarf eine farbneutrale Würfelunterlage, z. B. Mousepad.

Bewegungen würfeln

- 2 Würfel in beliebigen, unterschiedlichen Farben auswählen, z. B. Blau und Rot. Jedem eine Bewegung zuordnen, z. B.
  - Blau ➔ Beide Arme in die Höhe strecken.
  - Rot ➔ Mit den Füßen stampfen.

  Mit beiden Würfeln gleichzeitig werfen. Der Würfel mit der höheren Augenzahl entscheidet, welche Bewegung ausgeführt werden soll. Zeigen beide den gleichen Wert, beide Bewegungen nacheinander ausführen. Mehrere Durchgänge.
- Wie oben, aber weitere Würfelfarben einsetzen und mit Bewegungen belegen, also Auswahlmöglichkeiten erhöhen.

Würfel merken und nachlegen

- Einzeln, paarweise oder in einer Kleinstgruppe spielen. 2 Würfel in unterschiedlichen Farben auswählen und in den Becher legen. Außerhalb des Bechers die Gegenstücke in den gleichen Farben bereitlegen. Würfeln, den Becher kurz anheben (ca. 1 Sekunde je Würfel), danach wieder über den Wurf stülpen und sofort anschließend möglichst die gleiche Farb- und Augenkombination nachlegen. Kontrollieren, beide Würfelkombinationen vergleichen. Nach und nach die Anzahl der Würfel erhöhen.
- Wie oben, aber beim Nachlegen immer aus allen 6 Farben auswählen, Würfelauswahl nicht vorher bereitlegen.

[1] Alle genannten Materialien sind enthalten im Spiel: JASPER, Bettina M.; Klick Klack. Das Würfelspiel für 2. Vincentz Network, Hannover 2009.

Karten + Würfel

- 6 unterschiedliche Farbkarten in beliebiger Reihung auslegen. Würfeln, 6 Würfel in den gleichen Farben zuordnen, in der Reihenfolge ihrer Augenzahl auf die Karten legen.
- Farbkarten auslegen wie oben. Ziel ist, mit passenden Würfeln eine Reihe von 1 bis 6 zu legen. Dazu mit 6 Würfeln in den gleichen Farben reihum werfen. Würfel gemeinsam auswählen und zuordnen. Bei jedem Wurf darf nur 1 beliebiger Würfel entnommen werden. Bei der Reihung auf der Abbildung (siehe Abb. Seite 49) wurde die Entscheidung getroffen, bei Weiß mit 1 zu beginnen. Folglich muss am Ende eine 6 auf Grün liegen. Umgekehrte Reihung wäre ebenso möglich. Die Karten abhängig von den Würfen belegen, nicht zwingend der Reihe nach, also z. B. zuerst 1, dann 3, dann 6 usw.
- Wie oben, aber mit allen 12 Karten und 12 Würfeln. 2 Kartenreihen auslegen, gleiche Farben jeweils nebeneinander (siehe Abb. unten). Ziel ist, die Karten gegenläufig mit Würfeln zu belegen. Liegt auf der einen grünen Karte eine 1, muss auf der anderen eine 6 positioniert werden.

Impulsfragen

- Haben Sie jemals in einem Lokal gespielt? *Kartenspiele, Knobelrunde ...*
- Welche Alltagsgegenstände haben die Form eines Würfels? *Zucker, Brühwürfel, Kiste, Sitzwürfel ...*
- Zählen Sie auf einem Würfel einzeln die Augen oder betrachten Sie das Gesamtbild, um den Wert zu erkennen?

Assoziationen

Knobeln, Kneipe, Männer, Stammtisch, Augen, bunt, beschäftigen, Zeitvertreib, spielen, Glück, zählen, Strategie, gewinnen, verlieren, Mannschaft, überlegen, entscheiden, merken, Farbkombination ...

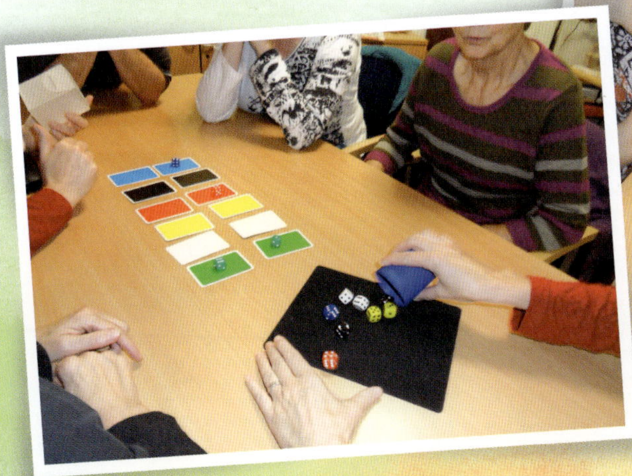

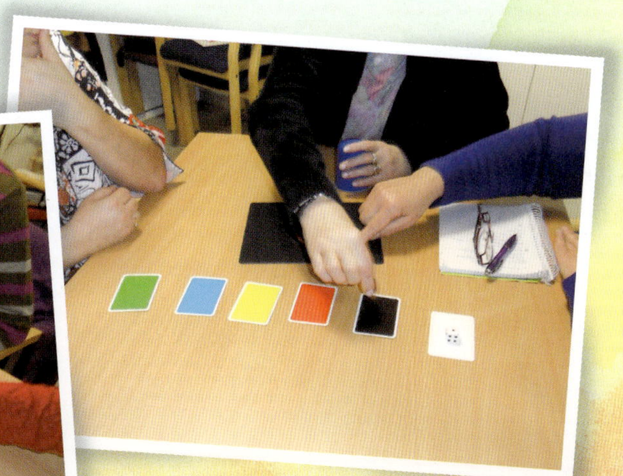

Formen Farben & Formen

Einstieg

Lebenslang kommen Menschen im Alltag mit unterschiedlichen Formen in Berührung. Sie zu erkennen und einzuordnen hilft bei der Orientierung in der Umgebung. Das Umgehen mit Formen und Symbolen ist meist weniger vertraut als das Verarbeiten alphanumerischer Zeichen – also von Zahlen und Buchstaben. Mit letzteren wird uns im Alltag die Mehrheit an Informationen vermittelt, an sie gewöhnen wir uns im Lauf des Erwachsenenlebens.
Fürs Gehirn ist es gut, besonders das zu trainieren, was uns schwer fällt. Außerdem sollten wir beide Hirnhälften nutzen. Da Zahlen und Buchstaben eher links verarbeitet werden und Formen und Farben schwerpunktmäßig rechts, tut es gut, zum Ausgleich zum Rechnen und Lesen mal einen anderen Akzent zu setzen.

Material

- Wimmeltablett: Viele kleine Gegenstände oder Abbildungen – einige doppelt oder mehrfach – mit klar erkennbaren geometrischen Formen, z. B. runde, quadratische, rechteckige, mehreckige, kugelige, ovale ... Teile, z. B. aus Mosaik-, Lege- und sonstigen Spielen).
- Je TN ein kopiertes Blatt mit 3 vorgezeichneten Formen – 1 Kreis, 1 Quadrat, 1 Dreieck.
- Je TN 1 Stift.

Formen zeigen

- Auf Ansage unterschiedliche geometrische Formen
  - mit der Fuß- oder Zehenspitze (rechts und links im Wechsel) auf den Boden zeichnen.
  - mit Hand oder Finger (rechts und links im Wechsel) in die Luft zeichnen.
- Wie oben, aber 1 TN zeichnet, die anderen raten, um welche Form es sich handelt.
- 1 TN nennt eine Form, z. B. „rund“, die anderen zeigen auf alle runden Gegenstände, die im Raum zu sehen sind.
- Wie oben, aber umgekehrt: 1 TN zeigt auf einen Gegenstand im Raum, die anderen nennen die dazu passende Form.

Formvollendet

Alle TN erhalten 1 Blatt mit je einem Kreis, einem Quadrat und einem Dreieck und einen Stift.
Aufgabe: Jede Form zu einem beliebigen Bild vollenden, z. B.

- Kreis → Blume, Ball, Globus ...
- Quadrat → Fenster, Haus, Paket ...
- Dreieck → Eistüte, Segelboot, Verkehrsschild ...

Wimmeltablett: Formen

Je nach Zusammenstellung der Gegenstände bzw. Formen unterschiedliche Aufgaben stellen, z. B.

- Anzahl sämtlicher Teile schätzen.
- Alle Teile zählen, möglichst ohne sie zu berühren.
- Anzahlen vergleichen, z. B. Sind mehr runde oder mehr eckige Teile oder Gegenstände vorhanden?
- Materialien erfragen, z. B. Wie viele Teile sind aus Pappe? Welche Gegenstände sind aus Holz? Sind mehr rote oder mehr blaue Teile vorhanden? ...
- Nach Formen sortieren – rund, quadratisch, dreieckig ...
- Was hat einen Anfangsbuchstaben „S" ...? Dabei in verschiedenen Spielrunden auch immer wieder unterschiedliche Begriffe für den gleichen Gegenstand finden, z. B. Streichholzschachtel, Behälter, Pappschachtel ...
- Kategorien bilden nach unterschiedlichen Merkmalen, z. B. Größe, Gewicht, Farbe, Material, Anfangsbuchstaben ...
- Nacheinander verschiedene Gegenstände vom Tablett mit geschlossenen Augen ertasten. Dabei beide Hände nutzen, Gegenstände beschreiben, vergleichen, bei Bedarf am Ende erraten.

Impulsfragen

- Wofür brauchen wir im Alltag Formen? *Backform, Kinderspielzeug Sandförmchen, Gießform ...*
- Welche geometrischen Formen sind Ihnen geläufig? *Kreis, Quadrat, Dreieck, Oval ...*
- Was ist gemeint, wenn jemand behauptet, in Form zu sein? *Gute Verfassung, Fitness, Kondition*

Assoziationen

Umriss, rund, oval, Gestalt, fest, deutlich, Erscheinung, geometrisch, eckig, Kontur, fit, gießen, Bau, plastisch, Kunst, Design, Fasson, Variante, Etikette, Benehmen, Stil, Teig, aus der Form gehen, Format, Styling ...

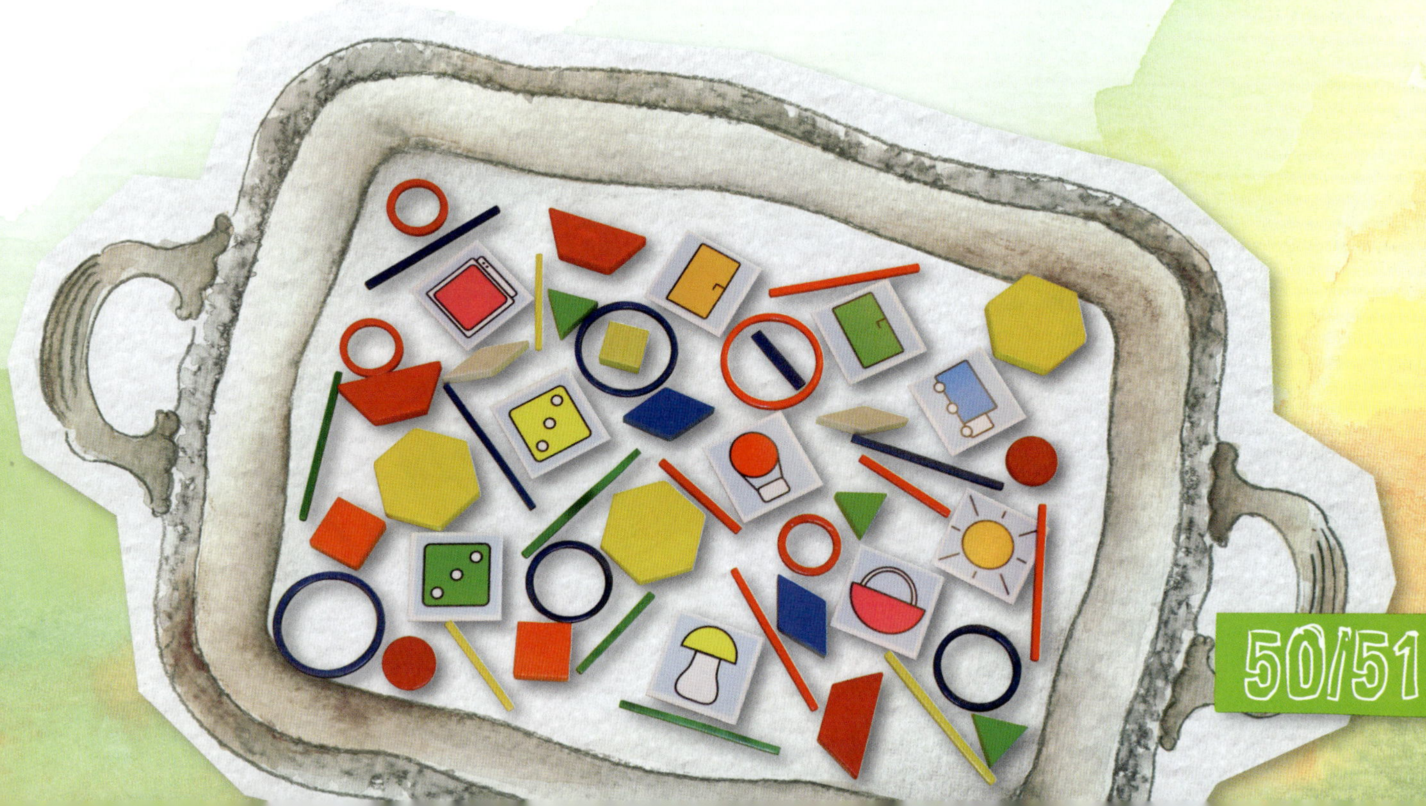

Farben Farben & Formen

Einstieg

Die Welt wird erst durch Farben bunt und interessant. Farben beleben, setzen Akzente, schaffen Abwechslung. Sie geben die Möglichkeit, sonst Gleiches voneinander zu unterscheiden. Es gibt eine klare Zuordnung von Farbbezeichnungen in Form von Codes aus Buchstaben und Zahlen nach genormten Systemen. Gleichzeitig kursieren in allen Sprachen malerische, teils fast poetische Farbnamen wie Persischblau, Vergissmeinnichtblau oder Mayablau. Allein für Blau werden über 500 Farbtöne mit solchen Begriffen beschrieben. Manche Menschen sammeln Farben, d. h. Farbwörter, wie andere Briefmarken. Im Übrigen unterliegen die Bezeichnungen der Mode und dem sozialen Wandel. So ist etwa Braun ein sehr alter Begriff, Wörter wie Orange oder Magenta dagegen existieren im Deutschen noch nicht so lange.
Trotz aller Systematisierung ist das Wahrnehmen von Farbe ein subjektiver Eindruck und abhängig von Licht, Empfindlichkeit der Augen und psychischen Effekten. Was für die eine himmelblau ist, sieht der Nächste als Azur, und das ist so zu akzeptieren.

Material

- Farbenwürfel (6 unterschiedliche Farbflächen, beliebige Kombination).
- Je TN 1 weißes Blatt Papier und je 1 Stift in Blau, Rot, Gelb und Grün.

Assoziieren – bewegen – merken – erinnern

- 1 Farbenwürfel werfen, zu der gewürfelten Farbe einen Begriff assoziieren und diesen mit einer passenden Bewegung darstellen, z. B.
  - Blau → Meer → Mit den Armen Wellenbewegungen beschreiben.
  - Gelb → Sonne → Mit den Armen einen großen Kreis in die Luft malen.
  - Rot → Lippen → Pantomimisch die Lippen mit Lippenstift anmalen ...

  Fällt eine Farbe, die bereits mit Begriff und Bewegung belegt ist, diese jedes Mal wiederholen.
- Wie oben, aber nach einigen Wiederholungen an jede Farbe gedanklich einen zweiten, dritten ... Begriff samt Bewegung anhängen.

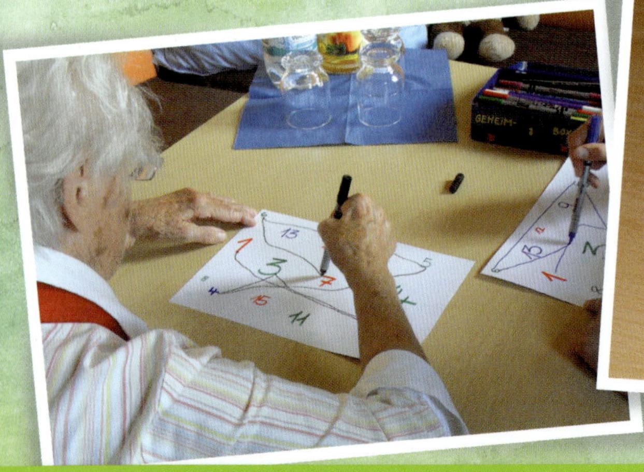

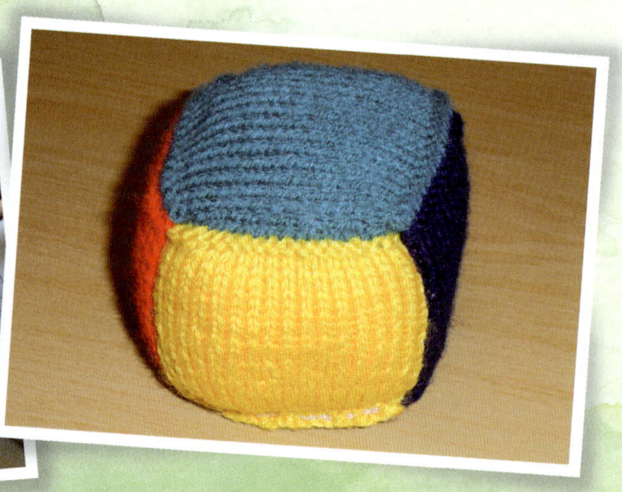

1 bis 25

Die TN erstellen selbst ein Übungsblatt. Dazu die Zahlenfolge von 1 bis 25 durcheinander und in unterschiedlichen Größen und Farben auf dem Blatt verteilen (siehe Abb. Seite 52). Die Verwendung und Zuordnung der 4 Farben ist individuell verschieden – bei A ist die 1 womöglich rot, bei B gelb und bei C blau. Der Wechsel der Farbe von Zahl zu Zahl ist zufällig.

- Alle Zahlen jeder Farbe zählen. (Die Summe muss immer 25 ergeben, z. B. 7 blaue, 5 rote, 6 gelbe und 7 grüne Zahlen.)
- Wie oben, aber die Summe der Zahlen jeder Farbe errechnen. (Die Summe aller addierten Zahlen ergibt immer 325.)
- Zahlen jeder Farbe in aufsteigender Reihenfolge antippen.
- Wie oben, aber in absteigender Folge.
- Auf Ansage Zahlen antippen. Ist die Zahl blau oder gelb, die linke Hand benutzen, ist sie rot oder grün, die rechte Hand.
- Alle Zahlen in aufsteigender Folge einkreisen: Blaue Zahlen mit gelbem Stift und umgekehrt, rote Zahlen mit grünem Stift und umgekehrt.
- Nach Ansage im Sekundentakt eine Folge von 2, 3, 4 ... Zahlen in gleicher Reihenfolge wie gehört antippen oder einkreisen.
- Die Zahlen werden nicht auf Papier geschrieben, sondern in Form von Plättchen mit Haftkleber an der Wand befestigt. Das Antippen erfolgt dann im Stehen vor der Wand (möglichst mit Haltemöglichkeit am Handlauf). Die AP sagt an, mit welcher Hand welche Zahl getippt werden soll. Dabei auch über die Körpermitte gehen, mit der linken Hand eine Zahl auf der rechten Seite tippen und umgekehrt.

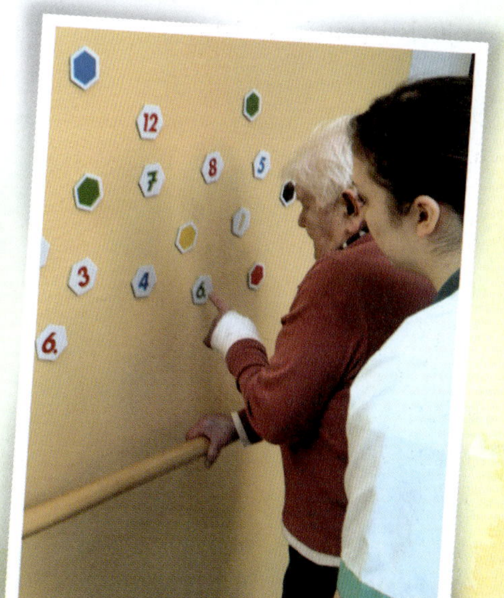

Impulsfragen

- Mit welchen Farben umgeben Sie sich gern? Welche Farbkombinationen gefallen Ihnen?
- Welche unterschiedlichen Begriffe fallen Ihnen ein für Rot? *Hellrot, dunkelrot, kirschrot, tomatenrot, karminrot, fuchsia, weinrot, purpur, tizianrot ...*
- Gibt es Farben, die Sie mit bestimmten Institutionen oder Firmen verbinden? *Lila – Milka, Blau – Aral, Rot – Feuerwehr, Gelb – Post, Grün – Jäger ...*

Assoziationen

Farbsättigung, Pastelltöne, RAL-Farben[1], PAL-System[2], bunt, Muster, Mischungen, gestalten, kreativ, färben, malen, colorieren, schattieren, tönen, Haare, Stoff, Färbemittel, Entfärber, gedeckt, knallig, grell, abblättern, sprühen, Graffiti, tupfen, Farbe bekennen, leuchten, Lack ...

[1] Normierter Farbkatalog des RAL-Instituts mit vierstelligen Nummern je Farbe, existiert seit 1925.

[2] Phase-Alternating-Line- ist ein Verfahren zur Farbübertragung beim analogen Fernsehen. Farbfernsehen in Deutschland wurde gestartet bei der Funkausstellung am 25.08.1967 durch feierlichen Knopfdruck von Willy Brandt.

Garten Wachsen & Gedeihen

Einstieg

Im Juni, wenn draußen alles grünt und blüht, kann der Aufenthalt im Garten oder im Park die Seele streicheln. Wenn Sonnenstrahlen locken und es nach Natur duftet, ist das Balsam für die Seele. Also das Gehirntraining vielleicht mal ins Freie verlagern? Falls das nicht geht, lässt sich ein Stück Garten zum Anfassen, Riechen und Spüren in den Trainingsraum holen – passende Dekoration, mit Grassoden, Moos, Kieselsteinen ... gefüllte Obstkisten zur Stimulation der Fußsohlen oder ein paar Kräuter zum Riechen.

Material

- (Deko-)Material aus dem Garten, z. B. Gartengeräte, Setzlinge, Kräuter ...
- Bei Durchführung im Raum: Kisten mit unterschiedlichen „Böden" wie Kiesel, Moos, Gras, Sand, Rindenmulch ...
- Zettel und je TN 1 Stift.
- 1 Plastikdose für Materialsammlung (Brotdose o. Ä.).

Machen Sie einen Spaziergang – am besten ganz real im Freien oder als Gedankenspaziergang. Bei einem realen Spaziergang für Sitzgelegenheiten unterwegs sorgen, um dort aktive Pausen einzulegen und ein Mobiltelefon für alle Fälle nicht vergessen.

Wegbeschreibung

Die TN sollen sich die Streckenführung beim Spaziergang möglichst genau einprägen und später denen, die nicht dabei waren, als kleine „Reportage" davon berichten. Welchen Weg haben wir genommen? Wo sind wir abgebogen? Wie war der Bodenbelag? Was war am Wegrand zu sehen? Wo haben wir Station gemacht? Welche Aufgaben galt es zu lösen? ...

Trittfest

Verschiedene Untergründe mit den Füßen erspüren und Empfindungen beschreiben – Kiesel, Moos, Gras ...

Es grünt so grün

Im Garten umsehen oder gedanklich vorstellen: Was ist alles grün? Begriffe sammeln, eventuell aufschreiben – Gras, Moos, Blätter, Gießkanne ...

Ich sehe was, was du nicht siehst

Das alte Spiel kennen viele TN aus ihrer Kindheit. 1 TN beschreibt einen beliebigen Gegenstand aus dem Garten, die anderen raten, um was es sich handelt: ein Brunnen, eine Rose, eine Vogelscheuche ...

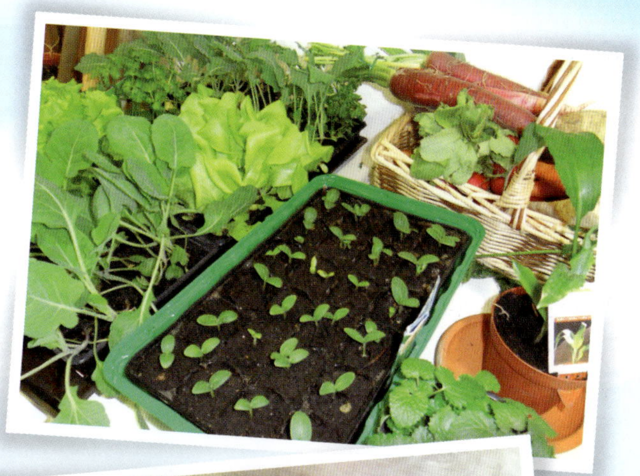

Pfingstrose – Löwenzahn – Lattenzaun
Die AP oder 1 TN nennt oder zeigt im Sekundentakt Gegenstände im Garten. Die anderen zeigen mit ausgestreckten Armen in gleicher Reihenfolge auf die genannten Dinge bzw. wiederholen die Begriffe.

Alles mit „L“
Im Garten oder in der Fantasie umsehen und alles mit dem Anfangsbuchstaben „L“ sammeln: Liegestuhl, Lilie, Löwenzahn ...

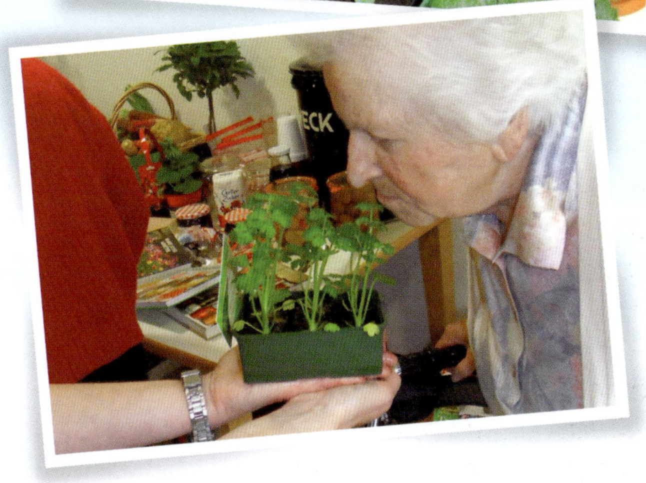

Wortsammlung: Gartengeräte
Begriffe sammeln, einzeln auf Zetteln notieren, später
- nach Anfangsbuchstaben alphabetisch ordnen.
- nach Anzahl der Silben ordnen.
- nach Anzahl der Buchstaben ordnen.

Materialsammlung
Gemeinsam mit TN eine Sammlung kleiner Gegenstände aus dem Garten anlegen – alle Gegenstände doppelt: 2 Kieselsteine, 2 Zweige, 2 Blätter, 2 Blütenblätter, 2 Zapfen ...
Anschließend die Gegenstände besprechen und
- ertasten.
- beschreiben.
- gruppieren.
- merken und nach kurzer Ablenkung erinnern.
- in 2 gleiche Materialsätze teilen. Mit 1 Satz ein „Bild“ legen, mit dem anderen Satz identisch nachlegen.

Impulsfragen
- Mögen Sie Gartenarbeit? Was daran gefällt Ihnen bzw. gefällt Ihnen nicht?
- Wie würden Sie Ihren Garten anlegen, wenn Sie einen hätten? *Ziergarten, Nutzgarten, naturnah, Steingarten, Schrebergarten, japanischer Garten ...*
- Welche öffentlichen Gärten, Parks oder Grünanlagen kennen Sie in der Nähe?

Assoziationen
Gartenhaus, Beete, Blumen, Gemüse, Kräuter, Blumen, Rasen, Wiese, mähen, jäten, Wege, pflanzen, Setzling, ernten, erholen, pflegen, gießen, Regentonne, Rabatte, Sträucher, Bäume, Liegestuhl, Sitzecke, Harmonie, Insekten, Igel, Kompost, harken, graben, Bodendecker, Hecke, Zaun, Schubkarre ...

Rosen Wachsen & Gedeihen

Einstieg

Selbst wer sich in der Botanik nicht auskennt, hat in der Regel eine Vorstellung davon, wie eine Rose aussieht. Die klassische Rose aus dem Blumenladen – rot, langstielig, einer Dame überreicht – wird als Liebeserklärung verstanden. Doch Rosen sind viel mehr. Selbst Erdbeeren gehören botanisch betrachtet zu den Rosengewächsen. Gärtner unterscheiden zwischen Wildrosen und Kulturrosen. Seit mehr als 2000 Jahren werden Rosen als Zierpflanzen gezüchtet. Typische Merkmale der als Strauch wachsenden Pflanze sind ihre Stacheln (umgangssprachlich oft als Dornen bezeichnet), unpaarig gefiederte Blätter und vielblättrige, oft duftende Blüten in zahlreichen Farbnuancen. Viele Sorten haben im Juni ihre Hauptblütezeit.

Material

- Kirschsteinsäckchen – mindestens 1 rotes und 1 in beliebiger, anderer Farbe. Bei größerer Gruppe mehrere Säckchen in Rot und mindestens 1 in einer weiteren Farbe.
- Je TN 1 Chiffontuch.
- Rosenbilder (z. B. aus Gartenprospekten oder selbst fotografiert), jeweils in doppelter Ausfertigung.

Stachelige Rosen

Kirschsteinsäckchen – mindestens 1 rotes und 1 anders farbiges – im Kreis herumgeben. Die Säckchen vor der Weitergabe kurz kneten, in die eigene andere Hand wechseln und dann dem Nachbarn reichen oder zuwerfen. Das rote Säckchen ist die stachelige Rose. Es wird immer sofort abgegeben, ohne es zu kneten und ohne Handwechsel.

- Das rote Säckchen wechselt schnell, direkt und kreuz und quer die Besitzer. Das andere – oder bei mehreren alle übrigen – Säckchen wandern von einer TN zum anderen.
- Wie oben, aber das rote Säckchen wird immer an die übernächste TN in der Runde weitergereicht.

Seerose

- Chiffontuch auf den Tisch legen, mit einer Hand an einem Zipfel fassen. Durch Fingerbewegungen zusammenraffen, bis das Tuch als Knäuel in der Hand liegt. Rechte und linke Hand im Wechsel.
- Wie oben, aber das Tuch liegt nicht auf dem Tisch. Tuch an einem Zipfel fassen, Arm seitlich neben dem Körper halten. Durch Fingerbewegungen heraufziehen und in der Hand knüllen. Rechte und linke Hand im Wechsel.
- Chiffontuch zwischen beiden Händen fest zusammenknüllen, kneten, eine Zeit lang halten, dann langsam aufspringen lassen. Sich dabei vorstellen, es handle sich um eine aufgehende Seerose.

Rosengarten

Verschiedene Rosenbilder offen auslegen, Anzahl abhängig von Gruppengröße und Fähigkeiten der TN.

- Bilder nach Farben sortieren.
- Nach Arten sortieren, z. B. Heckenrosen, Strauchrosen, Kletterrosen ...
- Farben benennen, dabei möglichst viele Begriffe für die Farbnuancen finden.
- Alle TN wählen 1 Bild aus, die Rose, die ihnen am besten gefällt, ihre ganz persönliche Rosenkönigin. Diese Rose auf einen selbst erfundenen Namen taufen.
- Die Doppel der offen liegenden Bilder verdeckt auf einen Stapel legen. Reihum 1 Bild aufdecken, das Gegenstück suchen. Doppel offen darauf legen. Alle Bilder bleiben bis zum Schluss im Spiel.

Impulsfragen

- Kennen Sie besondere Tricks zur Rosenpflege? *Nur den Boden bewässern, nicht über Blüten und Blätter gießen, Bananenschalen klein schneiden und in die Erde mischen ...*
- Welche Standorte sind günstig für Rosen? *Halbschatten, keine Zugluft, Staunässe vermeiden, Boden aus Sand-Lehm-Gemisch ...*
- Wenn Sie sich einen Rosenstrauß oder einen Rosenstrauch wünschen könnten, wie sähe der aus?

Assoziationen

Edel, Hagebutte, Juckpulver, stachelig, rot, Königin, hochstämmig, Rosenöl, züchten, kreuzen, Duft, wild, Rosenkavalier[1], Rosette, Knopfloch, Liebessymbol, Windrose, Gürtelrose, Wundrose, Ornament, Schallrose der Gitarre, Rosemarie, Baccara[2], rosa, Sah ein Knab ein Röslein stehn[3], Dornröschen, Knopfloch ...

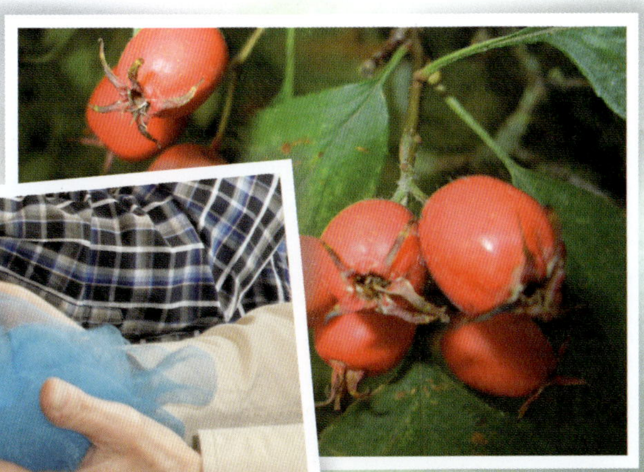

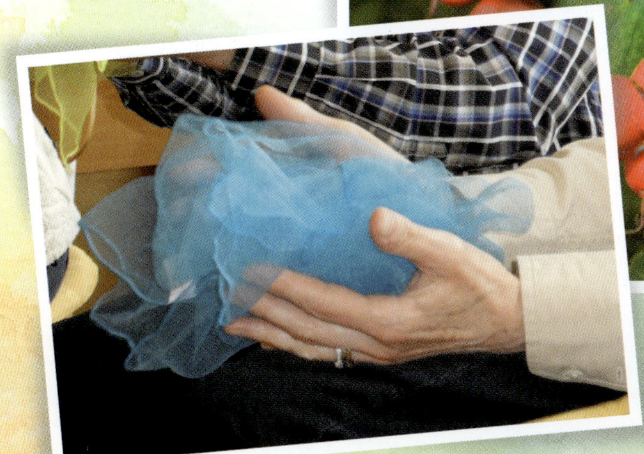

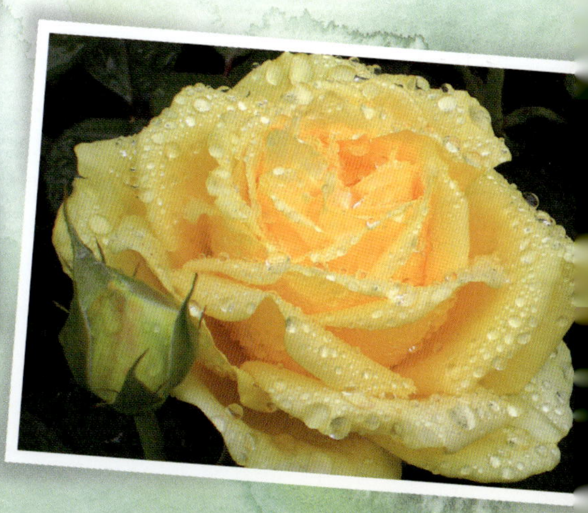

[1] Der Rosenkavalier, Oper von Richard Strauss, Uraufführung 1911.

[2] Tiefrote, sehr langstielige Rose.

[3] Heidenröslein – Gedicht von Johann Wolfgang von Goethe, vertont von Franz Schubert.

Blumen Wachsen & Gedeihen

Einstieg

Ob im Beet oder auf der Wiese, ob als Strauß oder einzelne Blüte, als Topfpflanze oder Gesteck, über Blumen freuen sich die meisten Menschen. Blumen bringen Farbe und Fröhlichkeit, sind ein Symbol des Lebendigen, verkörpern Wachsen, Werden und Vergehen. Zwar gibt es sie auch als Nachbildungen aus Wachs oder Stoff, Porzellan oder Plastik, aber mindestens jetzt im Sommer sind echte Exemplare ein Muss.
Fürs Gehirn setzen sie Reize, erfreuen das Auge, geben Düfte ab, und so manche samtigen Blütenblätter streicheln die Haut. Grund genug, Blumen zum Thema einer Trainingseinheit zu machen.

Material

- Blumenbilder – 1 großes Bild mit vielen verschiedenen Blüten und Farben oder mehrere kleine (Kalenderblätter, Postkarten, eigene Fotos ...).
- Je TN 1 Buchstabentafel im Koordinatensystem (selbst erstellen, siehe Abb. Seite 59). Die Buchstaben durcheinander anordnen.

Vom Samen zur Blume

Die TN stellen sich in der Fantasie den Werdegang vom Samenkorn zur Blume vor und stellen ihn in Schritten bewegt dar. Die AP begleitet mit Worten.

- Ein kleiner Blumensamen liegt tief in der Erde. ➜ Eng zusammengekauert sitzen, Kopf einrollen.
- Der Samen wächst. Langsam schaut eine kleine Knospe aus der Erde. ➜ Kopf heben.
- Es regnet, und der Stängel beginnt zu wachsen. ➜ Oberkörper aufrichten.
- Die Blätter kommen hervor. ➜ Arme ausstrecken.
- Die Blume wird immer größer. ➜ Arme weit nach oben strecken.
- Leichter Wind kommt auf. ➜ Oberkörper und Arme wiegen.
- Sie dreht sich im Wind. ➜ Rumpf langsam drehen in beide Richtungen im Wechsel.
- Die Blume verwelkt langsam. ➜ Arme einziehen, Oberkörper nach vorn beugen, zurück in die Ausgangsstellung.

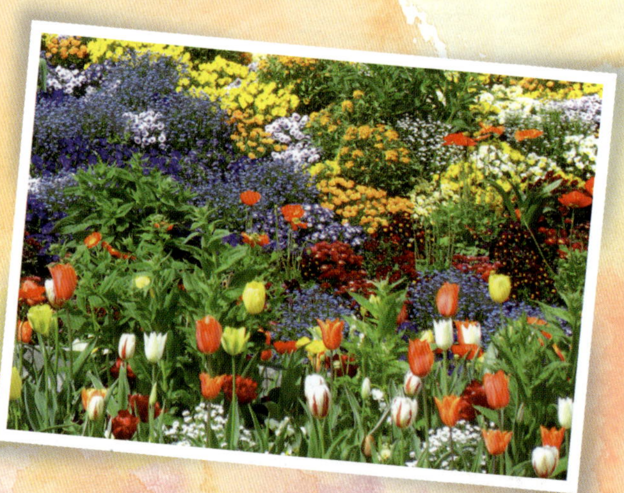

Blumentipp

Alle TN haben eine Buchstabentafel mit Koordinatenleisten vor sich liegen.

- Die AP oder 1 TN nennt einen beliebigen Blumennamen. Die Buchstaben des jeweiligen Wortes möglichst schnell im Raster finden und der Reihe nach antippen.
- Paarweise üben: A tippt einen Blumennamen. B beobachtet und nennt am Ende das Wort.
- Die AP nennt im Sekundentakt Buchstaben und Zahl einer Koordinate, z. B. „c – 4“. Erst anschließend, auf ein Signal der AP hin, suchen die TN den Kreuzungspunkt beider Spalten und nennen den darin enthaltenen Buchstaben. Anschließend eine Blume mit dem genannten Anfangsbuchstaben nennen, z. B. „Pfingstrose“.
- Wie oben, aber die AP nennt die Koordinaten für 2 Buchstaben. Dann wird ein Blumenname gesucht, der mit diesen beiden Buchstaben beginnt, z. B. „e – 6 – a – 2“ ➜ K – O ➜ „Kornblume“.
- Wie oben, aber mit 3 Koordinaten, also 6 Informationen im Sekundentakt, die die ersten 3 Buchstaben eines Blumennamens darstellen.
- Beispiele für Blumen: Anemone, Calla, Freesie, Gerbera, Iris, Lilie, Margerite, Osterglocke, Nelke, Orchidee, Rose, Sonnenblume, Tulpe, Veilchen ...

Impulsfragen

- Welche Blumen gefallen Ihnen besonders gut? Haben Sie eine Lieblingsblume?
  Rose, Nelke, Veilchen, Vergissmeinnicht, Margerite, Gerbera ...
- Zu welchen Anlässen haben Sie schon Blumen verschenkt?
  Geburtstag, Hochzeit, Jubiläum, Krankenbesuch ...
- Wann und wo haben Sie zuletzt einen Wiesenblumenstrauß gepflückt oder erhalten?

Assoziationen

Blüte, bestäuben, Insekten, Blätter, Stängel, Stiel, Schnittblume, Bouquet, Strauß, schenken, Vase, duften, Gesteck, Botanik, Floristik, blühen, Strohblume, Staubgefäße, umtopfen, Topfblume, Fensterbank, etwas durch die Blume sagen, Blume bei Wein und Bier, binden, Blümchenkaffee[1], pflücken ...

	1	2	3	4	5	6
a	G	O	J	U	D	N
b	S	A	Y	H	R	Ä
c	M	Ö	ß	P	W	F
d	X	I	E	Ü	B	Z
e	C	V	Q	L	T	K

[1] Alter Ausdruck für sehr dünnen Kaffee, durch den ursprünglich das Blumenmuster in der Tasse erkennbar war.

Gemüse Wachsen & Gedeihen

Einstieg

Wir müssen keine Vegetarier sein, um Gemüse zu essen. Ernährungswissenschaftler empfehlen: täglich sollten drei Viertel aller Lebensmittel, die wir zu uns nehmen, pflanzlich sein. Die kurze Formel *5 am Tag* bringt es auf den Punkt und meint fünf Portionen Gemüse und Obst pro Tag. Wer mag, kann die Vitaminbombe auch in Form von Saft zu sich nehmen.
Heute kaufen wir Gemüse nicht nur im Supermarkt, sondern bei selbst vermarktenden Landwirten im Hofladen. Viele alte Menschen haben früher ihr Gemüse im Nutzgarten selbst gezogen und kennen sich damit aus. So können sie Erfahrungen aus Anbau und Verzehr einbringen.

Material

- Wortkarten mit Gemüsesorten (selbst erstellen).
- Hülsenfrüchte in verschiedenen Farben, z. B. Erbsen, rote und weiße Bohnen.
- Gefäße zum Sortieren der Hülsenfrüchte, z. B. Joghurtbecher.
- Arbeitsblatt: Gemüsesorten von A bis Z; je TN-Gruppe 1 Exemplar + Stift. (Als ABC-Liste vorbereiten, dahinter jeweils 1 Linie für Eintragungen; Buchstaben Q, U, V, X und Y auslassen!).

Gemüseeintopf

Wortkarten mit Gemüsesorten als Stapel verdeckt hinlegen. Reihum zieht 1 TN 1 Karte. Das Gemüse ohne Worte, nur mit Zeichensprache darstellen, z. B. die Konturen in die Luft malen, das Schälen oder den Verzehr auf möglichst typische Weise darstellen. Die anderen TN raten.

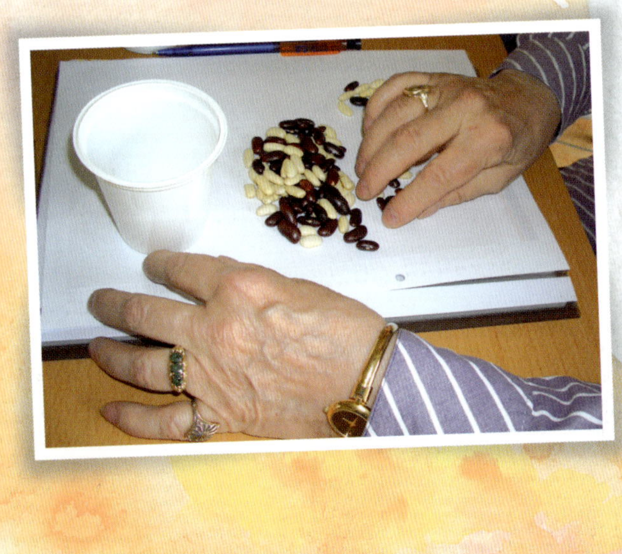

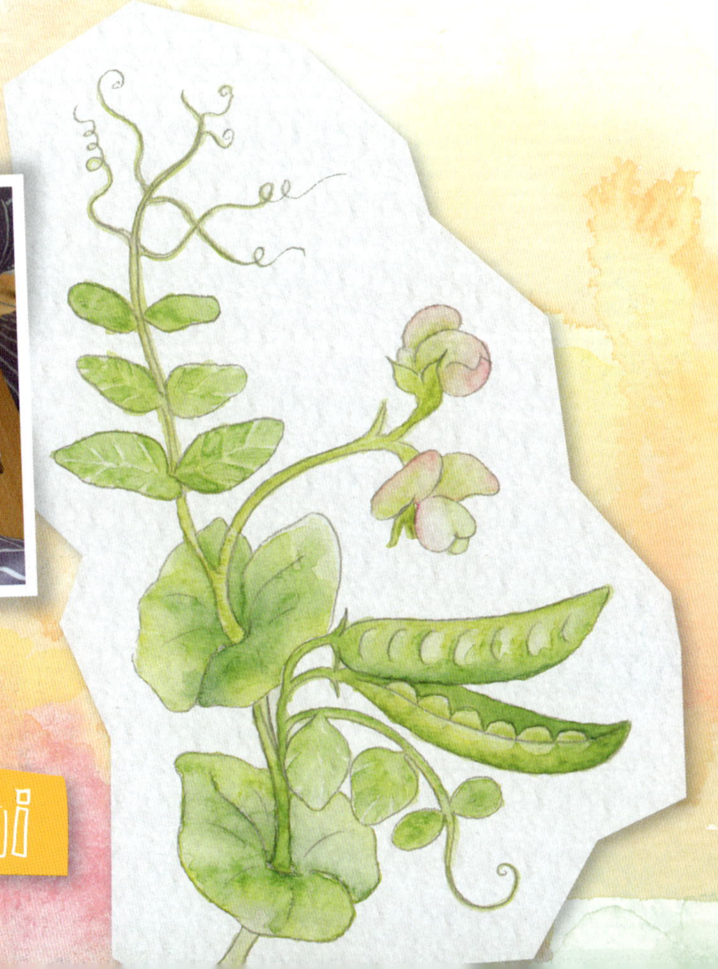

Erbsenzähler

Hülsenfrüchte in 2 bis 3 Farben durcheinandergemischt in einem Behälter.
Je Sorte bzw. Farbe 1 Gefäß, abhängig von Gruppengröße und Situation eigene Gefäße für alle TN.
Unbedingt eine der Zielgruppe angemessene Begründung für diese Tätigkeit geben, siehe dazu auch Seite 117, A–Z, Begründungen!

- Anzahl der Früchte insgesamt schätzen. Auch als Wettspiel durchführbar.
- Früchte zählen.
- Früchte schnell in die vorgegebenen Gefäße sortieren – grün, weiß, rot. Vorgabe dabei: Früchte dürfen nur mit bestimmten Finger gefasst werden
  - Daumen – Zeigefinger oder
  - Daumen – Mittelfinger ...

  Auch als Wettspiel in Tischgruppen als Mannschaften durchführbar.
- Paarweise: A legt eine Reihe von 3 bis X Elementen, z. B. 1 Erbse, 2 weiße Bohnen, 1 rote Bohne, 1 Erbse, 1 weiße Bohne. B legt nach.
  - A legt vor, B legt mit eigenen Früchten möglichst zeitgleich nach.
  - A legt hinter einem Sichtschutz vor, hebt dann den Sichtschutz für so viele Sekunden wie Früchte liegen. B legt sofort, nachdem die Reihe wieder verdeckt ist, nach.
- Aus den Früchten Zahlen, Buchstaben oder Bilder legen, z. B. Baum, Blume, Haus ...

Gemüse-ABC

Paarweise oder in Kleingruppen 1 Arbeitsblatt mit ABC-Liste ausfüllen, je nach Situation auch als Wettspiel. Wer findet in einer vorgegebenen Zeit zu den meisten Buchstaben jeweils 1 Gemüsesorte?
Beispiele:
Avocado; **B**ohnen; **C**hicorée; **D**rillingskartoffeln; **E**rbsen; **F**enchel; **G**urke; **H**ülsenfrüchte; **I**ngwer; **J**akobszwiebel; **K**artoffel; **L**auch; **M**angold; **N**üsslisalat; **O**live; **P**aprika; **R**adieschen; **S**ellerie; **T**omate; **W**irsing; **Z**ucchini.

Impulsfragen

- Gibt es ein Gemüse, das Sie gar nicht mögen?
- Haben Sie jemals Gemüse selbst angebaut – auf dem Acker, im Garten, auf dem Balkon?
- Welche Gemüsesorten gehören für Sie in einen klassischen Gemüseeintopf? *Kartoffeln, Möhren, Sellerie, Blumenkohl, Spargel, Petersilie, Erbsen, Zucchini, Brokkoli, Zwiebeln ...*

Assoziationen

Wurzeln, Blätter, jung, Knollen, anbauen, Stängel, Wochenmarkt, frisch, Hofladen, Ballaststoffe, gesund, Kohl, Acker, Bioland, Veganismus[1], Beilage, Nutzpflanzen, knackig, Mineralstoffe, Vitamine, königlich, Vegetabilien[2], Grünzeug, putzen, Eintopf, schnippeln ...

[1] Völliger Verzicht auf tierische Produkte. [2] Pflanzliche Nahrungsmittel.

Deutschland Auf Reisen

Einstieg

In Deutschland kennen sich alte Menschen oft besser aus als junge. Schließlich war es früher nicht so eine Selbstverständlichkeit wie heute, in ferne Länder zu reisen und sich durch die Medien über andere Nationen, deren aktuelle Situation, über Sitten und Gebräuche zu informieren. Dagegen ist die Deutschlandkarte vielen geläufig, und in der eigenen Region, in der Heimat, kennen sie sich aus. So sind bei diesem Thema alte Menschen häufig jungen Pflege- und Betreuungskräften überlegen. Das Thema als Leitgedanke beim Gehirntraining gibt Gelegenheit, Kompetenzen zu nutzen und mit Kenntnissen zu punkten.[1]

Material

- Schilder mit Orts- oder Städtenamen. Individuell erstellen, Auswahl und Anzahl abhängig von TN – nur regionale Ortsnamen oder große Städte. Begriffe groß auf DIN-A-4-Blätter schreiben.
- Haftkleber für Ortsschilder.
- 1 großes Blatt Papier, je TN 1 Stift.
- 1 Kiste Holzbausteine.
- 1 kleiner Ball.

Deutschland-Tour

Schilder mit Städtenamen (alternativ: Regio-Tour mit Orten der Umgebung) mit Haftkleber im Raum an den Wänden befestigen. Die TN gehen die Städte ab (nicht mobile TN zeigen jeweils auf die genannten Schilder).

- Die AP nennt eine Stadt, TN suchen das Schild und gehen dorthin.
- Die AP nennt eine Reiseroute, das heißt 2, 3 ... Städte, und die TN gehen die Tour in gleicher Folge ab.
- Die AP nennt nicht die Stadt, sondern eine Sehenswürdigkeit, eine kulinarische Spezialität oder etwas Typisches, die TN gehen zu der Stadt, die sie als geplantes Ziel vermuten, z. B. „Brandenburger Tor“ ➜ Berlin, „Marzipan“ ➜ Lübeck, „Bundesverfassungsgericht“ ➜ Karlsruhe ...
- Sind die Positionen aller Städte (bzw. deren Schilder) gut ins Gedächtnis eingespeichert, können sehr fitte TN die Übungen am Ende ohne Schilder absolvieren, also die ursprünglichen Positionen anlaufen oder zeigen.

Assoziieren

Ein großes Blatt in die Tischmitte legen. Alle TN tragen ihre Gedanken ein, z. B. „Alles, was Sie mit dem Schwarzwald in Verbindung bringen“ (alternativ: „... mit **A**-dorf oder **B**-hausen“).

[1] Ergänzend bei Bedarf einsetzen: JASPER, Bettina M.; Das Quiz. Unterwegs in Deutschland, Vincentz Network, Hannover 2014.

Modellbau

Mithilfe von Holzbausteinen gemeinsam mit den TN die eigene Umgebung nachbauen. Bausteine so anordnen, dass z. B. der Marktplatz, das Dorfzentrum ... entstehen. Dazu Bausteine als Gebäude identifizieren, z. B. der rote, aufrecht stehende Stein ist die Kirche, das flache Blaue das Rathaus ...

- Auf Ansage schnell antippen: den Brunnen, die Schule ...
- Nach Ansage im Sekundentakt gleich anschließend Gebäude nachtippen.
- Eine Tour durch den Ort machen, indem ein kleiner Ball in vorgegebener Reihenfolge durch die „Straßen" gerollt wird.

Impulsfragen

- In welchen deutschen Bundesländern waren Sie schon unterwegs?
- Erzählen Sie von der deutschen Stadt, die Ihr Leben am meisten geprägt hat!
- Welche deutsche Stadt würden Sie gern näher kennenlernen?

Assoziationen

Sehenswürdigkeiten, Heimat, Städte, Gemeinden, Dörfer, Flüsse, Seen, Gebirge, Nation, Bundesrepublik, Demokratie, Föderalismus[2], Berlin, Schwarz-Rot-Gold, Spezialitäten, Regionen, Bundesländer ...

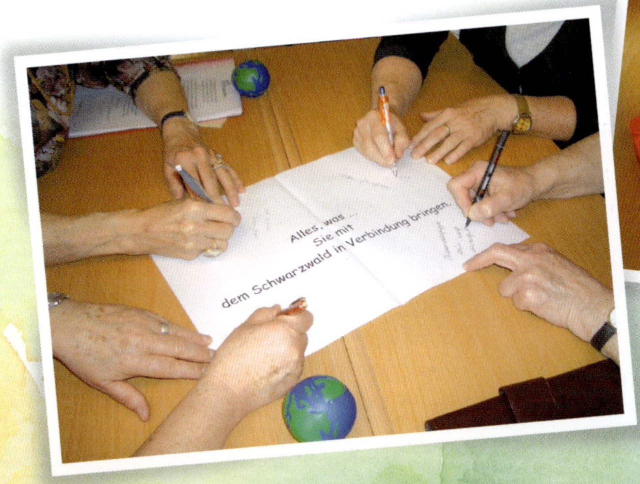

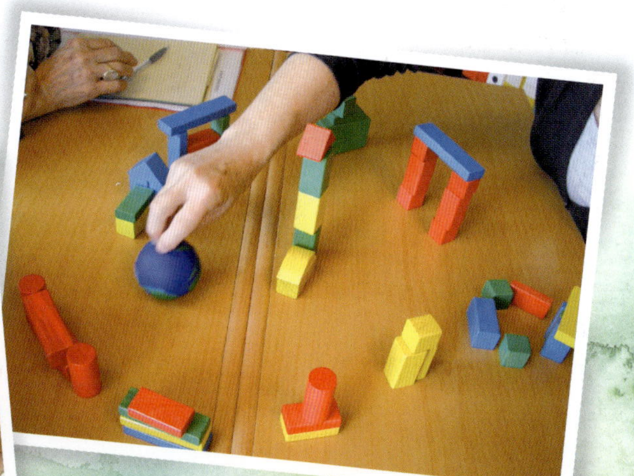

[2] Politisches Gestaltungsprinzip mit weitgehend eigenständigen Ländern.

Urlaub Auf Reisen

Einstieg

Als die heute hochaltrigen Generationen jung waren, war Urlaub für die meisten ein Fremdwort. Dennoch sind viele in späteren Lebensphasen gereist. Andere schicken ihre Gedanken in Urlaub, reisen in der Fantasie. Nicht zuletzt verfolgen alte Menschen die Urlaubsreisen ihrer Angehörigen. Jetzt, im Sommer, ist Urlaub ein Thema für MitarbeiterInnen in Pflegeeinrichtungen und natürlich fürs Gehirntraining.

Material

- Wimmeltablett: Viele kleine Gegenstände oder Abbildungen – einige doppelt oder mehrfach, z. B. Sonnenbrille, Reisepass, Fahrkarte, Ansichtskarte, Deko-Liegestuhl, Muschel, Eintrittskarte, Spielzeugauto, -schiff, -bahn, Fotoapparat, Wanderkarte, Fächer, Reiseapotheke, Souvenirs ...
- Kleine Zettel mit Namen je 1 europäischen Hauptstadt (selbst erstellen nach Atlas oder Liste im Internet).

Fit für unterwegs

Bevor die gedankliche Reise losgeht, machen sich die TN fit mit Übungen am Handlauf, z. B.

- In den Ballenstand gehen, kurz halten und absenken, mehrere Durchgänge.
- Am Handlauf halten, im Wechsel rechtes und linkes Bein abspreizen.
- Beide Hände am Handlauf, in die Hocke gehen und aufrichten im Wechsel.
- Beide Hände am Handlauf, gehen am Platz, dabei Knie weit hochziehen.

Wimmeltablett: Urlaub

Je nach Zusammenstellung der Gegenstände unterschiedliche Aufgaben stellen, z. B.

- Anzahl sämtlicher Teile schätzen.
- Alle Teile zählen, möglichst ohne sie zu berühren.
- Anzahlen vergleichen, z. B. Sind mehr Teile für einen Urlaub in den Bergen oder für einen am Meer vorhanden?
- Materialien erfragen, z. B. Wie viele Teile enthalten Papier? Welche Gegenstände sind aus Metall? Sind mehr einfarbige oder mehrfarbige Teile vorhanden? ...
- Nach Funktionen sortieren – für die Gesundheit, zur Fortbewegung, zur Information ...
- Was hat einen Anfangsbuchstaben „F“ ...? Dabei in verschiedenen Spielrunden auch immer wieder unterschiedliche Begriffe für den gleichen Gegenstand finden, z. B. Fahrkarte, Ticket, Billett ...
- Kategorien bilden nach unterschiedlichen Merkmalen, z. B. Größe, Gewicht, Farbe, Material, Anfangsbuchstaben ...
- Nacheinander verschiedene Gegenstände vom Tablett mit geschlossenen Augen ertasten. Dabei beide Hände nutzen, Gegenstände beschreiben, vergleichen, bei Bedarf am Ende erraten.
- AP legt Reihen von jeweils 3, 4, 5 Gegenständen, kurz betrachten lassen – je Gegenstand ca. 1 Sekunde – und sofort anschließend erinnern.

Nationen und ihre Hauptstädte

Kleine Zettel mit jeweils einer europäischen Hauptstadt durcheinander auf dem Tisch auslegen.

- Nach Alphabet ordnen.
- Zugehörige Nationen besprechen.
- Einzelne Städte auf Ansage antippen ...

Impulsfragen

- Was würden Sie einpacken für einen Urlaub am Meer? *Badeanzug/-hose, Strandlaken, Badelatschen, Sonnenbrille ...*
- Was wird für einen Campingurlaub gebraucht? *Zelt, Wohnwagen, Schlafsack, Kocher ...*
- In welches Land würden Sie gern (noch) einmal reisen?

Assoziationen

Bahn, Flugzeug, Ferien, erholen, fliegen, Meer, Berge, wandern, Familie, Freizeit, Kultur, besichtigen, Museum, Strand, schreiben, Foto, Erinnerung, Koffer, Versicherung, Reiseapotheke, Badezeug, buchen, Last Minute, Pauschalreise, Hotel, Pension, Camping ...

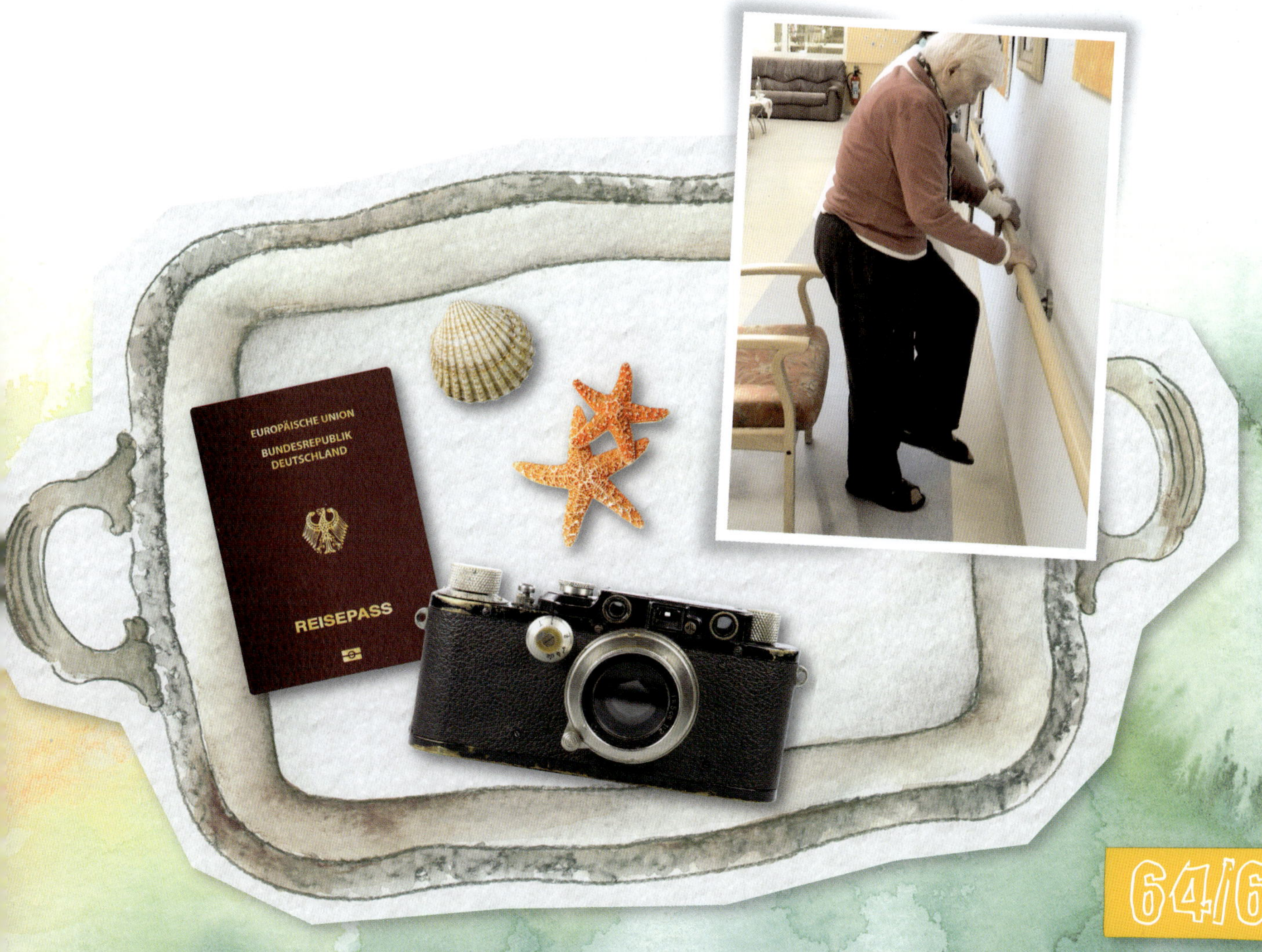

Ansichtskarten Auf Reisen

Einstieg

Bei vielen – nicht nur alten – Menschen sammeln sich gerade im Sommer zahlreiche Ansichtskarten. Trotz der zunehmend versandten digitalen Grüße aus dem Urlaub, ist das Schreiben der bunten Souvenirs nach wie vor beliebt. Auch die MitarbeiterInnen im Pflegeheim senden und sammeln die farbigen Zeugnisse der Reiselust an Pinnwänden oder lassen sie aufgeklammert über Schreibtischen in Pflegestützpunkten baumeln.
Ideal ist, wenn die TN eigene Karten, die sie von Kindern und Enkeln, Freunden und Nachbarn aus aller Welt erhalten haben, zum Gehirntraining mitbringen. Dann ist eine Menge Gesprächsstoff garantiert.

Material

- Viele verschiedene Ansichtskarten, möglichst (auch) aus dem Besitz der TN, mindestens 2 Karten je TN.
- Je 2 TN 2 identische Ansichtskarten – 1 als Vorlage nutzen, die andere in 2 bis X Teile zerschneiden.

Karten-Jonglage

Je TN 2 Ansichtskarten.

- 1 Karte flach auf dem Zeigefinger balancieren, rechts und links im Wechsel.
- Wie oben, aber nacheinander mit anderen Fingern.
- Wie oben, aber mit 2 Karten gleichzeitig, beide Hände parallel.
- Wie oben, aber die Karten in Balance halten, während die Arme im Wechsel in verschiedene Richtungen vom Körper weg und zum Körper hin bewegt werden.
- 1 Karte mit Daumen und Zeigefinger beider Hände mehrfach drehen – um die Längsachse und um die Querachse im Wechsel.

Karten sortieren

Die Kartensammlung durcheinander auf dem Tisch ausbreiten. Möglichst viele verschiedene Ordnungssysteme finden und die Karten jeweils danach sortieren, z. B.

- Größe,
- Motiv-Art,
- Absenderorte,
- Jahreszeiten,
- ...

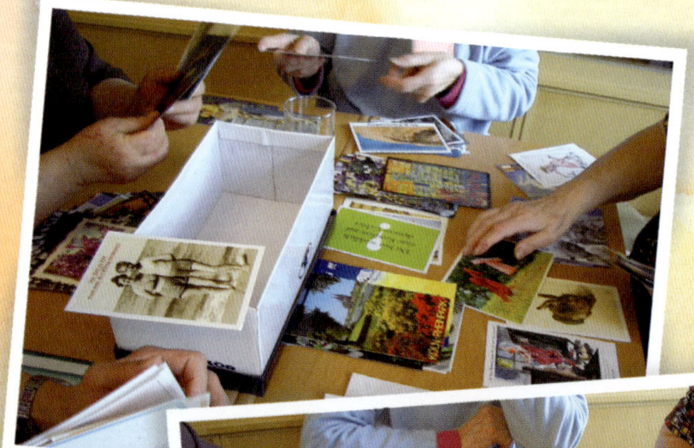

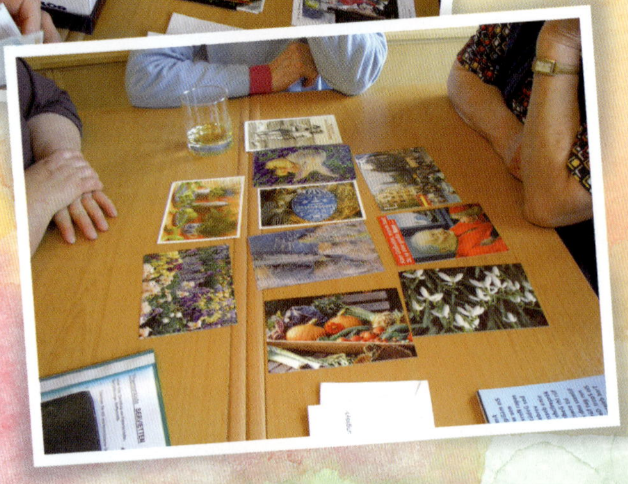

Karten-Sammlung

Die TN nennen reihum jeweils einen beliebigen Ort, aus dem sie eine Karte erhalten haben. Die „Kartensammlung" wird von jedem TN um 1 Ort erweitert.

- Dabei wiederholt jede TN den Ort des vorhergehenden TN und fügt einen eigenen an. Es werden also jeweils 2 Orte genannt.
  1. TN: „Ich habe eine Karte erhalten aus New York.
  2. TN: „Ich habe Karten erhalten aus New York und Hamburg.
  3. TN: „Ich habe Karten erhalten aus Hamburg und Paris.
  4. TN: „Ich habe Karten erhalten aus Paris und ..."
- Schwierig!: Wie oben, aber die AP beginnt und spricht für 2 TN, nennt 4 Orte. Die Folgenden nennen anstelle des letzten Absendeortes vor dem eigenen jeweils den vorletzten Ort, also
  1. AP: Ich habe Karten erhalten aus Köln und New York, Hamburg und Paris.
  2. TN: „Ich habe Karten erhalten aus New York und Mallorca."
  3. TN: „Ich habe Karten erhalten aus Paris und Berlin."
  4. TN: „Ich habe Karten erhalten aus Mallorca und Zürich."
  5. TN: „Ich habe Karten erhalten aus Berlin und ..."

Karten-Puzzle

Paarweise Karten-Puzzle zusammensetzen. Jeweils 2 TN erhalten 1 komplette Karte sowie das gleiche Motiv, zerschnitten in 2 bis X Teile, je nach Fähigkeiten und Zeitrahmen. Die Puzzleteile direkt auf die Vorlage legen oder (schwieriger) daneben.

Adressaten merken

Einige deutlich unterschiedliche Ansichtskarten auswählen – je nach TN 2 bis maximal 6 Stück. Diese genau betrachten und auch die beschrifteten Rückseiten untersuchen. Zu jeder Karte 1 Merkmal nennen, z. B. Name des Adressaten, Absendedatum o. Ä. Anschließend Karten abdecken, die TN ablenken, z. B. die Namen einiger Motive (rückwärts) buchstabieren. Anschließend gemeinsam in der Gruppe möglichst zu jeder Karte das ausgewählte Merkmal erinnern.
Bei sehr fitten TN je Karte ein weiteres Merkmal einspeichern, z. B. Hausnummer oder Postleitzahl der Adresse.

Impulsfragen

- Zu welchen Anlässen verschicken oder erhalten Sie Ansichtskarten?
  Urlaubsgrüße, Geburtstag, Feiertage ...
- Was schreiben Sie auf Kartengrüße aus den Ferien? *Wetter, Essen, Sehenswürdigkeiten ...*
- Gibt es eine Karte, die Ihnen besonders gut gefallen hat oder die Ihnen viel bedeutet?

Assoziationen

Bunt, Adressfeld, Urlaubsgrüße, Pflichtübung, schreiben, frankieren, Luftpost, Feldpost, Sehenswürdigkeiten, Landschaft, Tiere, Kunstdruck, Glückwunschkarte, knapp, Kunstpostkarten, Sammler, Tauschbörse, Übergröße ...

Verkehr Auf Reisen

Einstieg

Wer in Deutschland oder in der Welt unterwegs ist, kann sich zu Fuß auf den Weg machen oder Verkehrsmittel benutzen. Die Auswahl ist heutzutage groß, und mithilfe der Technik können wir schon in wenigen Stunden das andere Ende der Welt erreichen.
Doch die Reise muss nicht immer weit sein. Im weitesten Sinn lassen sich auch Hilfsmittel wie Rollator oder Rollstuhl als Verkehrsmittel betrachten, wenn sie denn ermöglichen, sich von A nach B zu bewegen. Ob schnell oder langsam, ob selten oder häufig, wir alle nehmen am Straßenverkehr teil, und wenn es auf dem Weg zum Arzt ist. Also ein Thema, zu dem im Gehirntraining jeder etwas beitragen kann.

Material

- 1 großes Blatt Papier, Beschriftung „Alles, was der Fortbewegung dient …“.
- Je TN 1 Stift.
- 14 Buchstaben: V – E – R – K – E – H – R – S – M – I – T – T – E – L
  (aus beliebigem Material – Kärtchen, Plättchen … oder selbst erstellte, kleine Zettel).
- Piktogramme und Bilder von Verkehrszeichen (aus einer Fahrschule ausleihen oder Karten selbst erstellen nach Vorlagen aus dem Internet).

Fortbewegungs-Pantomime

Verschiedene Fortbewegungsarten mit den TN überlegen und jede pantomimisch darstellen: verschiedene Gangarten in Fortbewegung, im Stehen (mit Haltemöglichkeit an Stuhllehne oder Handlauf) oder im Sitzen am Platz – schnell, langsam, kleinschrittig … gehen; Auto fahren; Rad fahren; rudern; fliegen; schwimmen; reiten …

- Fortbewegungsarten nennen und gemeinsam Darstellungsmöglichkeiten ausprobieren.
- 1 TN zeigt pantomimisch eine Fortbewegungsart, ohne sie den anderen mitzuteilen.
  Die anderen raten.

Stumme Ideenkonferenz

1 großes Blatt Papier in die Tischmitte legen. Beschriftung „Alles, was der Fortbewegung dient …“. Stumm Ideen sammeln. Während der Denk- und Schreibphase sollte nicht gesprochen, sondern nur geschrieben werden. Ohne Beschränkung notieren die TN alles, was ihnen zu dem Thema einfällt, losgelöst von logischen Überlegungen – Verkehrsmittel, aber auch weitere Gedanken, Sprüche, persönliche Erinnerungen … Niemand muss etwas begründen! Anschließend Ergebnis betrachten und besprechen.

Buchstabenspiele: Verkehrsmittel

Die 14 Buchstaben des Wortes Verkehrsmittel durcheinander auf dem Tisch auslegen.

- Anzahl der Buchstaben schätzen.
- Buchstaben zählen.
- Welcher Buchstabe kommt am häufigsten vor? Das E, 3 x.
- Buchstaben nach Alphabet ordnen: E, E, E, H, I, K, L, M, R, R, S, T, T, V.
- Welche Buchstaben fehlen? TN schließen die Augen. Die AP oder 1 TN entfernt 2, 3, 4 ... Buchstaben. Die anderen finden heraus, welche fehlen.
- Aus den vorhandenen Buchstaben neue Wörter bilden. Jeder Buchstabe darf nur so oft vorkommen, wie er vorhanden ist (Anagramm). Alle Wortarten sind erlaubt, keine Eigennamen. Beispiele: Teil, Meile, steil, Mitte, viele, Ehe ...

Piktogramme & Verkehrszeichen

Verschiedene Piktogramme Verkehrszeichen zeigen und ihre Bedeutung besprechen. Auswahl je nach Zielgruppe. Wer sich noch selbstständig im Straßenverkehr bewegt, sollte Schilder wie Fußgängerweg, Radweg, Stopp, Zebrastreifen ... kennen. Für diejenigen, die sich nur noch im Haus bewegen, ist es sinnvoll, vor allem Orientierungshilfen wie Notausgang oder Hinweisschilder des Pflegeheims lesen und einordnen zu können.

Impulsfragen

- Welche Verkehrsmittel haben Sie schon benutzt? *Fahrrad, Auto, Bus, Bahn, Schiff, Flugzeug ...*
- Wer hat beruflich mit (Straßen-)Verkehr zu tun? *Taxifahrer, Polizistin, Straßenbauer, Pilot ...*
- Welche Verkehrszeichen sind Ihnen geläufig? *Stopp, Einbahnstraße, Bahnübergang, Zebrastreifen ...*

Assoziationen

Auto, Bus, Regeln, Bahn, Taxi, Straßenbahn, U-Bahn, Schiff, Navi, Motorrad, Straße, Autobahn, befördern, verbinden, Schilder, Zebrastreifen, Transport, Güter, Nachrichten, Stau, grenzüberschreitend, Ampel, fließen, dicht, regeln, Polizei, Unfall, Fahrzeug, Lastwagen, Parkplatz, Brücke, diplomatisch, Schriftverkehr, außerehelich, umleiten ...

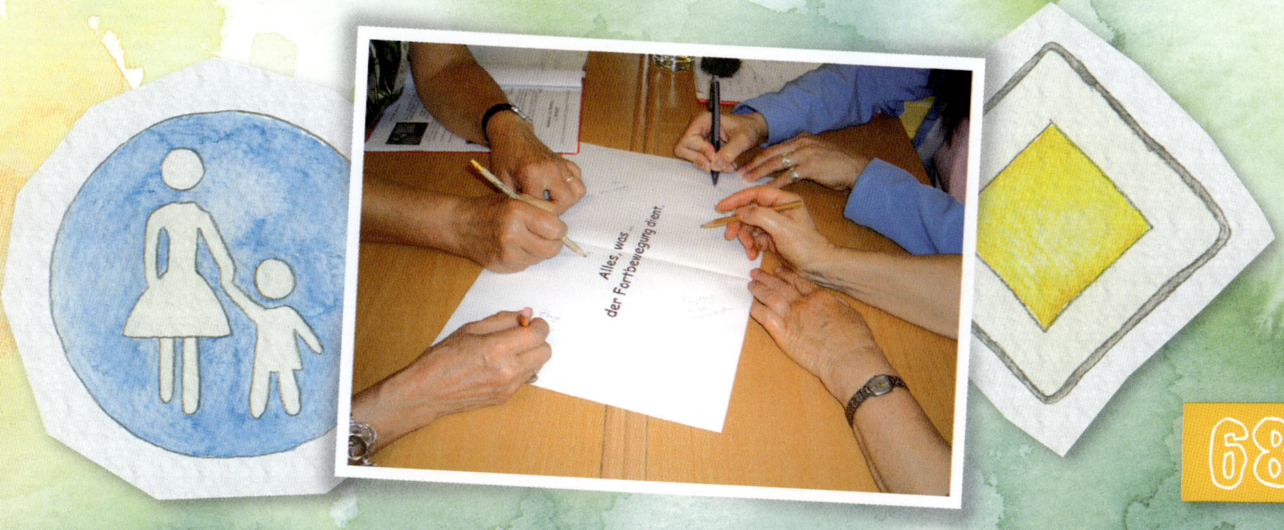

Fotos Auf Reisen

Einstieg

Erinnerungen in Form von Fotos haben die meisten Menschen. Für die einen akribisch vervollständigte Dokumentation des Lebenslaufs, für andere eher zufällig gesammelte Zeugnisse von Familienmitgliedern, Entwicklungen und Erlebnissen. War es früher noch aufwändig, Fotos zu erstellen, Negative zu entwickeln und Abzüge zu drucken, so ist jetzt, im Zeitalter der digitalen Fotografie, das Erstellen, Verwerfen oder Bearbeiten von Bildern eine Frage von Sekunden.
Digitalkameras und ins Mobiltelefon integrierte Funktionen erleichtern auch die Arbeit in der Altenpflege, ob bei der Dokumentation von Wunden, als Erinnerung an Veranstaltungen oder beim Einsatz für das Gehirntraining. Warum nicht einmal mit den TN digitale Bilder machen und auf dem Tablet oder per Beamer ansehen?

Material

- Mehrere Fotos von je 1 TN oder einer anderen Person in unterschiedlichen Posen.
- Aus Zeitungen ausgeschnittene Fotos mit gut erkennbaren Bildern (eindeutige Perspektive, groß genug, nicht zu viele Details ...), Anzahl abhängig von Anzahl der TN, Zeitrahmen und Situation.
- Schraubdeckel von Flaschen oder Gläsern, so viele, dass sich damit ein Zeitungsfoto zudecken lässt. Die Deckel können (müssen nicht!) mit Zahlen zwischen 1 und 6 beschriftet werden. Jede Zahl kommt dann mehrmals vor.
- 1 Augenwürfel, falls die Schraubdeckel mit Zahlen versehen sind.
- Zettel und Stifte.

Fotomodell

Die TN stellen sich vor, sie stünden Modell für einen Profifotografen, der Erinnerungsfotos aufnimmt. Der Fotograf wünscht sich bewegte Bilder. Mehrere Fotos mit Abbildung von je 1 TN in einer Pose liegen verdeckt auf einem Stapel. Reihum 1 Foto aufdecken. Alle TN ahmen die dargestellte Haltung möglichst originalgetreu nach.
Alternativ zum Einsatz von Fotos kann die AP selbst als Model fungieren und Posen einnehmen, die die TN kopieren.

Foto klick

Jeweils 1 Zeitungsfoto dicht mit Schraubdeckeln belegen, so dass das Motiv nicht mehr zu erkennen ist.

- Reihum jeweils 1 beliebigen Deckel entfernen. Vermutungen anstellen, welches Motiv abgebildet sein könnte. Sobald die TN glauben, etwas zu erkennen, Vermutungen äußern, falls richtig, das Bild lüften, sonst fortsetzen.
- Wie oben, aber vor dem Entfernen jedes Deckels würfeln. Es darf nur 1 Deckel gelüftet werden, der die gewürfelte Zahl trägt.

Untertitel fürs Fotoalbum

Die Sammlung von Zeitungsfotos auf dem Tisch auslegen und eingehend betrachten.

- Nach Beratung in der Gruppe passende Untertitel finden, mit denen die Bilder beschriftet werden könnten, wenn sie in ein (Urlaubs-)Fotoalbum eingeklebt würden. Texte auf Zetteln notieren und auf die Bilder legen.
- Zettel nach ausgiebiger Betrachtung entfernen, mischen und schließlich den Bildern erneut zuordnen. Liegen alle wieder an der ursprünglichen Stelle?

Impulsfragen

- Haben Sie Erinnerungsfotos von Ausflügen oder Reisen?
- Sammeln Sie Fotos eher ordentlich in Alben oder durcheinander in Schuhkartons?
- Was bedeuten Ihnen Fotosammlungen?

Assoziationen

Schnappschuss, schießen, Ausstellung, knipsen, Blende, Belichtung, Motiv, Ausschnitt, schwarz-weiß, farbig, Album, Kamera, ablichten, Dia, Kleinbildkamera, entwickeln, Abzug, Polaroid, verwackelt, scharf, vergilbt, Porträt, Aufnahme, Lichtbild, Film, digital ...

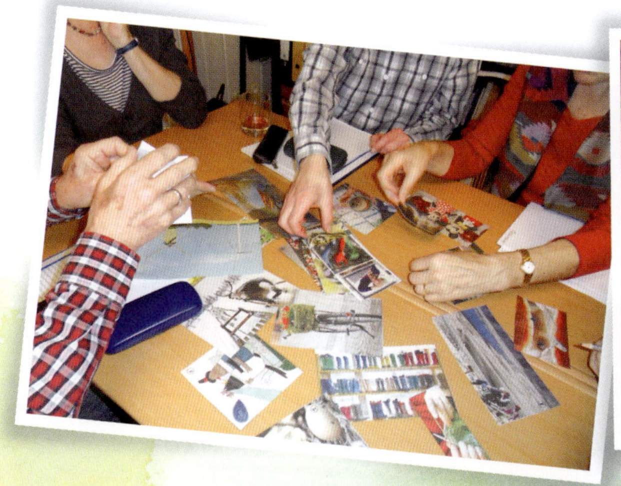

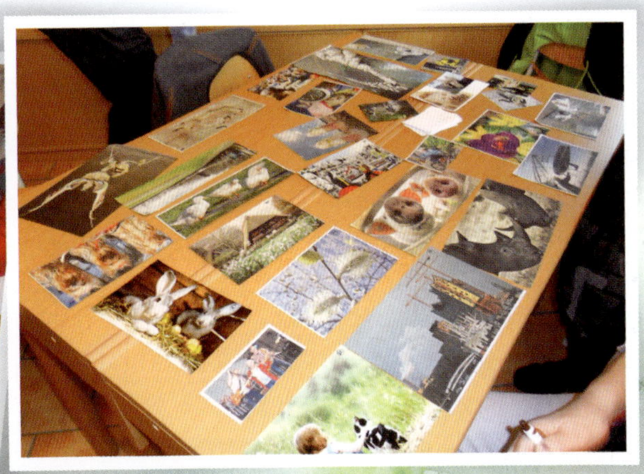

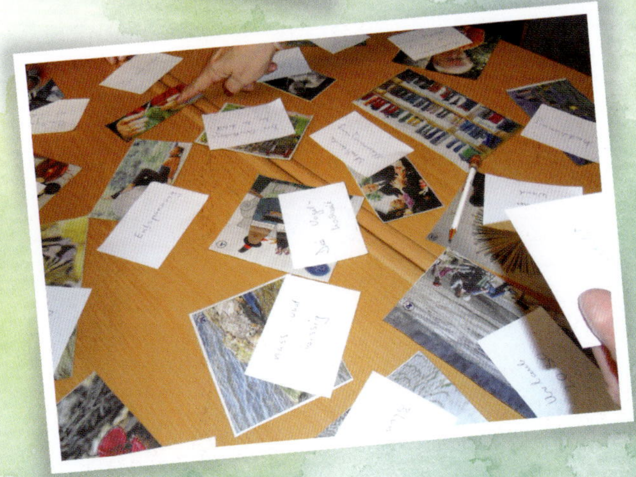

Nudeln Essen & Trinken

Einstieg

Beim Stichwort Nudeln denken die Einen an Teigwaren als Beilage oder Hauptgericht, andere erinnern sich an ihren ersten Italienurlaub in den 1950er-Jahren oder die Buchstabensuppe aus der Kinderzeit, und Fernsehbegeisterte sehen vor ihrem geistigen Auge den legendären Sketch „Die Nudel" von Loriot.
Nicht nur die italienische Küche ist ohne Nudeln kaum vorstellbar, auch in Deutschland gehören sie heute regelmäßig auf den Speiseplan, obwohl es regionale Unterschiede in der Beliebtheit von Teigwaren gibt.
Als Thema fürs Gehirntraining taugen sie allemal. Die vielfältigen Formen und Farben machen sie zu einem idealen Übungsmaterial. Dabei sollte die AP jedoch bedenken, dass das Spielen mit Lebensmitteln ein sensibles Thema ist. Daher ist eine entsprechende Einführung sinnvoll.

Material

- Trockene Makkaroni und Spaghetti.
- 1 Behälter mit mindestens 3 verschieden förmigen Nudeln (trocken), z. B. Penne (schräg abgeschnittene Röhren), Rigatoni (gerade abgeschnittene Röhren), Farfalle (Schmetterlinge) ... – je nach TN ähnliche oder sehr unterschiedliche Formen wählen.
- Gefäße zum Sortieren der Nudeln (Anzahl wie Anzahl der Formen).

Makkaroni füllen

In jede Makkaroni vorsichtig 1 Spaghetti schieben. Alle TN einzeln oder paarweise:
A hält die Makkaroni, B schiebt Spaghetti hinein. Auch als Wettspiel durchführbar.

Nudeln sortieren

Verschiedene Nudeln – mindestens 3 unterschiedliche – schnell in Gefäße sortieren.
Dabei rechte und linke Hand im Wechsel nutzen und immer nur 1 Nudel fassen

- mit Daumen und Zeigefinger.
- mit Daumen und Mittelfinger ...
- mit Daumen und allen Fingern in Folge – Zeige-, Mittel-, Ringfinger ...
- Wie oben, aber anstelle der Finger zum Sortieren jeweils 2 Makkaroni als Stäbchen benutzen, mit denen die Nudeln gefasst und in die Behälter transportiert werden.

Legespiele

Paarweise: Aus trockenen Nudeln Muster legen, bestehend aus 2 bis X Teilen.

- A legt, B legt möglichst zeitgleich nach (identisch, gedreht oder gespiegelt, je nach TN).
- A legt hinter einem Sichtschutz 2, 3, 4, 5 gleiche Nudeln in beliebiger Anordnung oder verschiedene in Reihe, zeigt die Auswahl kurz (ca. 1 Sekunde je Nudel), B legt sofort anschließend nach.
- Gemeinsam aus beliebig vielen Nudeln Buchstaben, Zahlen, Bilder legen.

Formen ertasten

Verschiedene trockene Nudeln in eine Schüssel oder ein Säckchen füllen und 1 Exemplar je Sorte sichtbar auf den Tisch legen. Reihum mit geschlossenen Augen 1 Nudel aus dem Behälter holen und betasten, dann – ohne die gezogene Nudel vorher anzusehen – auf das Gegenstück zeigen oder es benennen.

Impulsfragen

- Haben Sie jemals selbst Nudeln hergestellt? Wie? *Mehl, Salz, Öl, Eier zu Teig kneten; auf bemehlten Küchentüchern trocknen; ausrollen, schneiden oder pressen ...*
- Gibt es ein Nudelgericht, das Ihnen besonders gut schmeckt? *Lasagne, Tortellini, Maultaschen ...*
- In welchen Formen kennen Sie Nudeln? *Lang, schmal, breit, hohl, gedreht, Korkenzieher, Hörnchen, Taschen, Muscheln, Schmetterlinge ...*

Assoziationen

Birkel, Italien, Spätzle, Nudelholz, Canelloni, Ravioli, Teigwaren, Barilla, Spaghetti, nudeldick, Ulknudel, Evelyn Hamann[1], Schupfnudel[2], Kohlehydrat, Eiernudel, Pasta, bissfest, klebrig, al dente, Schwimmnudel ...

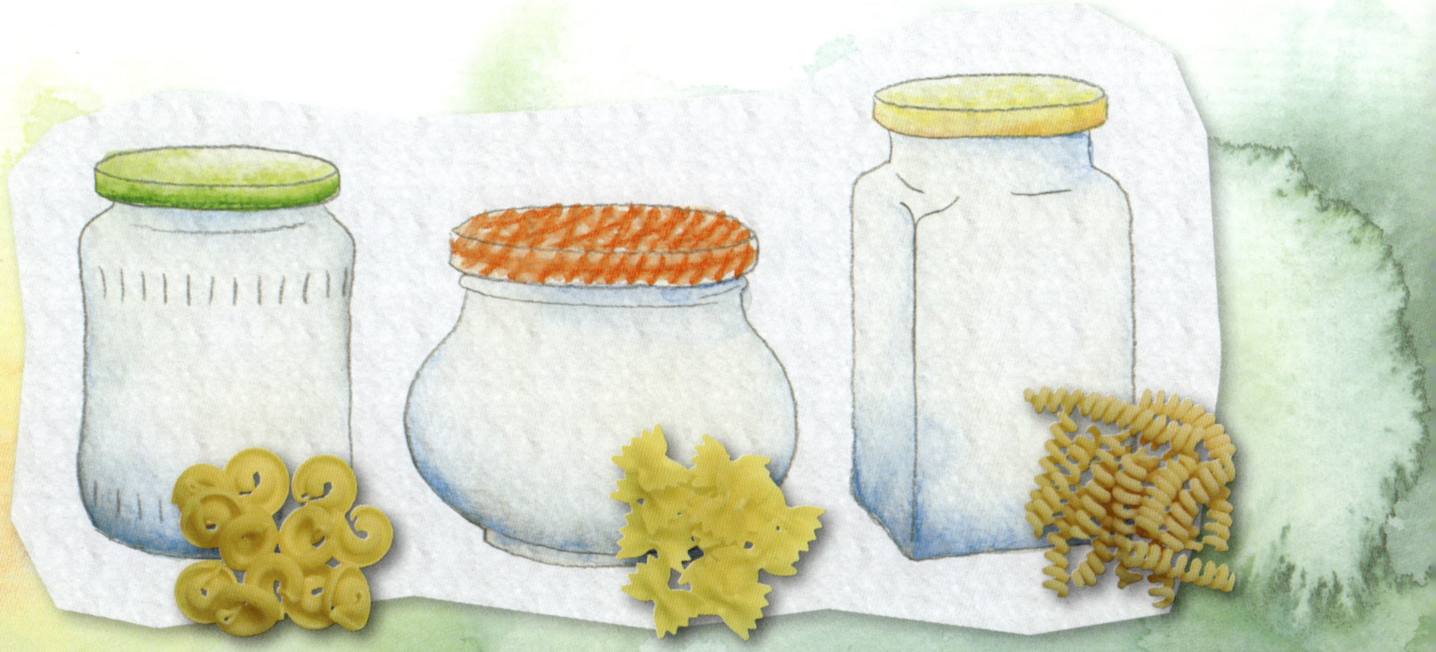

[1] Dt. Schauspielerin, 1942-2007, Sketch-Partnerin von Victor von Bülow, u. A. in Die Nudel.

[2] Aus Kartoffelteig gerollte "Nudeln".

Flaschen Essen & Trinken

Einstieg

Jeder Mensch hat täglich mit Flaschen verschiedenster Art zu tun – in Verbindung mit Getränken, Medizin, Putzmitteln, Körperpflegeprodukten ... Es gibt sie aus Glas, Kunststoff oder Metall und weiteren Materialien, kleine und große, dekorative und nützliche.
Fürs Gehirntraining eignen sich besonders die Schraubverschlüsse, zumal sie sich gut greifen lassen. Neutral oder beschriftet mit Zahlen und Buchstaben sind sie ein vielseitiges und zudem kostenloses Material. Aufgezogen auf Schnüre erzeugen sie Geräusche und bringen bei Greif- und Tastübungen die Hirndurchblutung in Schwung.
Ebenfalls zum Thema Flaschen passen Spielfiguren, die bekannten, kegelförmigen Exemplare, die in ihrer Form an die Flüssigkeitsbehälter erinnern.

Material

- 1 Fühlschnur[1], selbst herstellen aus Metall-Schraubdeckeln mit Rollrand. Durchbohren und auf Wäscheleine ziehen, immer 2 mit der offenen bzw. geschlossenen Seite gegeneinander. Auf gerollten Rand achten!
- Flaschenverschlüsse in 4 unterschiedlichen Farben und Spielkegel in gleichen Farben.
- 2 Spielbretter (z. B. Sudoku-Brett) oder Papiervorlagen mit Rastereinteilung, Anzahl der Felder je nach TN (Beispiel siehe Abb. Seite 75).
- Flaschenverschlüsse in 4 bis 6 unterschiedlichen Farben, mit Buchstaben beschriftet (wasserfester Filzstift). Gängige Buchstaben sollten mehrfach vorhanden sein.
- 1 Farbenwürfel in den Farben der Flaschenverschlüsse.

Fühlschnur

Die Fühlschnur (siehe oben) betasten.

- Schraubdeckel jeweils einzeln verschieben von einer Seite zur anderen.
- Schraubdeckel zählen.

Übertrag

Flaschenverschlüsse in 4 Farben beliebig auf 1 Brett anordnen. Diese Anordnung mit Spielkegeln auf das zweite Brett übertragen – identisch, gedreht oder spiegelbildlich. Die Farbanordnung der Spielkegel soll also die gleiche sein wie die der Flaschendeckel.

- Das Spielbrett komplett füllen und übertragen.
- Nur 2, 3, 4 ... Felder hinter einem Sichtschutz belegen. Kurz ansehen (ca. 1 Sekunde je Flaschenverschluss), sofort anschließend nachlegen lassen.

[1] Grundidee der Fühlschnüre: RUDERT | KIEFER;
Die TTB-Fühlschnur, Vincentz Network, Hannover 2009.

Farben würfeln, Wörter & Wortgitter legen

Mit Buchstaben beschriftete Flaschenverschlüsse durcheinander auf dem Tisch auslegen. Reihum mit dem Farbenwürfel werfen.

- Einen beliebigen Flaschenverschluss in der gewürfelten Farbe entnehmen und vor sich hinlegen, gegebenenfalls Buchstaben laut nennen.
- Sobald die TN einzeln oder als Teams so viele Buchstaben gesammelt haben, dass sich daraus ein Wort mit mindestens 3 oder 4 Buchstaben (Anzahl vor Beginn festlegen) bilden lässt, dieses in der Tischmitte auslegen.
- Wie oben, aber die ausgelegten Wörter sollen als Wortgitter angeordnet, also jeweils passend angelegt werden.

Impulsfragen

- Stellen Sie sich vor, Sie wären am Meer und wollten eine Flaschenpost zu Wasser lassen. Was würden Sie hineinschreiben?
- Welche anderen Behälter für Flüssigkeiten kennen Sie? *Dose, Tetrapack, Kanister ...*
- Nehmen Sie eine beliebige Flasche als Modell und beschreiben Sie sie mit Worten möglichst exakt. *Verwendung, Größe, Farbe, Material, Form ...*

Assoziationen

Flaschenkürbis, trinken, PET[2], Versager, Buddelschiff, Pulle, bauchig, abfüllen, entkorken, Hals, Bauch, Flaschenpost, Kronkorken, Bügelflasche, Korken, Etikett, Stanniol, Flaschenwärmer, Nuckelflasche, Karaffe ...

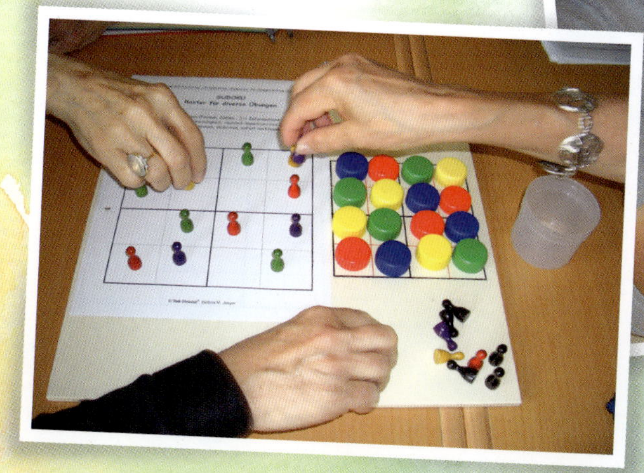

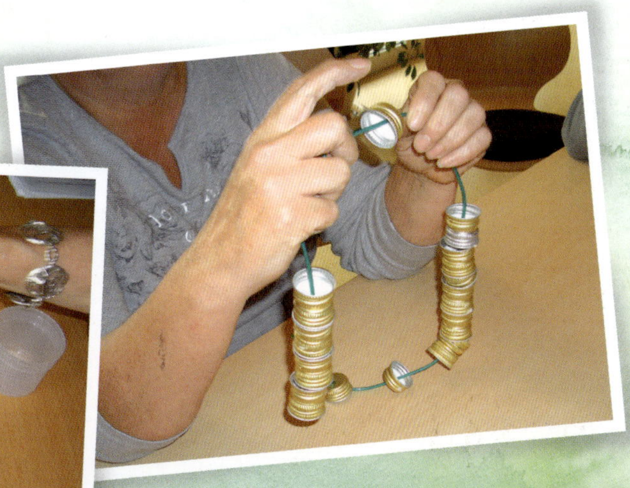

[2] PET-Flaschen, meist Einweg, Abkürzung für Polyethylenterephthalat

Servietten Essen & Trinken

Einstieg

Täglich kommen die Mundtücher zum Einsatz, auch in der Altenpflege, mal als dekoratives Element eines festlich gedeckten Tischs, mal als Kleiderschutz. Vornehm den Mund abtupfen, während der Mahlzeit die Finger abwischen, dezent auf den Schoß legen oder als Komplettschutz um den Hals legen – die Gewohnheiten im Umgang mit Servietten sind verschieden.
Aus Papier oder aus Stoff, in edlem Weiß oder bunt bedruckt, passen sich die meist quadratischen Tücher an Benutzer, Situation und Jahreszeit an. Mit Monogramm versehen, in Taschen oder Ringen lassen sie sich individuell ihren Eigentümern zuordnen.
Fürs Gehirntraining eignen sie sich gut, weil hygienisch einwandfrei, kostengünstig, in jedem Haushalt vorhanden, allen TN vertraut und in zahlreichen Farben und Mustern zu haben.

Material

- Eine Sammlung unterschiedlich bedruckter Papierservietten, möglichst aus verschiedenen Jahreszeiten.
- 1 Serviettenball: 1 kleinen Ball, 1 Päckchen Papiertaschentücher o. Ä. in eine große (Stoff-)Serviette legen, Bündel oben mit Schnur zubinden.
- Je TN 1 Stoffserviette oder ein Platzdeckchen.
- Papier und Stift, bei größerer Gruppe Flipchart oder Tafel.

Serviettenball

1 Serviettenball (siehe oben)
- im Kreis reihum weitergeben.
- im Kreis kreuz und quer oder paarweise gegenüber zuwerfen.
- wie oben weitergeben oder zuwerfen. Wer den Serviettenball hat, nennt einen Gegenstand, der zu einem festlich gedeckten Tisch gehört.

Servietten rollen

1 Serviette oder 1 Platzdeckchen aufrollen
- mit 2 Händen.
- mit 1 Hand.
- mit Daumen und Zeigefinger beider Hände.

Wortorgel

Das Wort SERVIETTEN in Großbuchstaben waagerecht auf ein Blatt Papier oder Flipchart schreiben. Von jedem Buchstaben ausgehend, senkrecht ein Wort finden und eintragen, so dass sich ein Bild wie von Orgelpfeifen ergibt, nicht zwingend nach Größe bzw. Länge sortiert. Themenbeispiele:
- Alles, was auf einem gedeckten Tisch stehen kann. *Suppentasse, Eierbecher, Rotweinglas, Vase ...*
- Lebensmittel oder Gerichte, zu deren Verzehr Servietten gereicht werden ...

Servietten sichten & ordnen

Viele unterschiedliche Servietten auf dem Tisch ausbreiten.

- Wie viele enthalten kein Grün (Blau, Rot ...)?
- Wie viele passen nur zu einer bestimmten Jahreszeit?
- Auf welchen sind Schriftzeichen zu sehen?
- Wo sind Blumen zu sehen?
- Servietten ordnen nach unterschiedlichen Merkmalen, z. B. Farben, Anzahl der Farben, Motiven, Jahreszeiten, Material, Größe ...

Alles unter einer Serviette

Nur mit Worten und in der Fantasie oder ganz real eine Reihe von Gegenständen, z. B. zur Tischdekoration (Dekosteine, Perlen, Blätter, Figuren ...), unter eine Serviette legen, wiederholen, besprechen und schließlich nach einer Ablenkung erinnern.

Impulsfragen

- Legen Sie Wert auf einen hübsch gedeckten Tisch mit zum Anlass passenden Servietten?
- Gefallen Ihnen Platzdeckchen? Welche Arten kennen Sie?
  Abwaschbar aus Kunststoff, Stoff, Bast, mit Bildern, Namen ...
- Kennen Sie den Brauch, bei dem Mädchen und junge Frauen u.a. Servietten mit Monogramm als Teil der Aussteuer sammeln?

Assoziationen

Serviettentechnik, -ring, -knödel, Adel, Damast, Leinen, Papier, Zellstoff, Restaurant, schützen, basteln, festlich, Lagen, Tafel, falten, sammeln, tupfen, wischen, Design ...

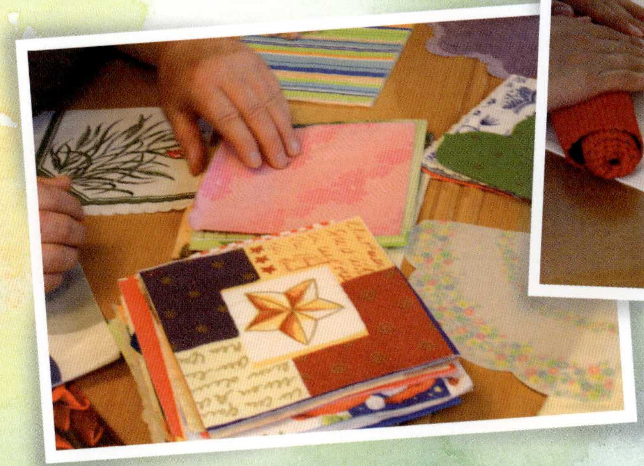

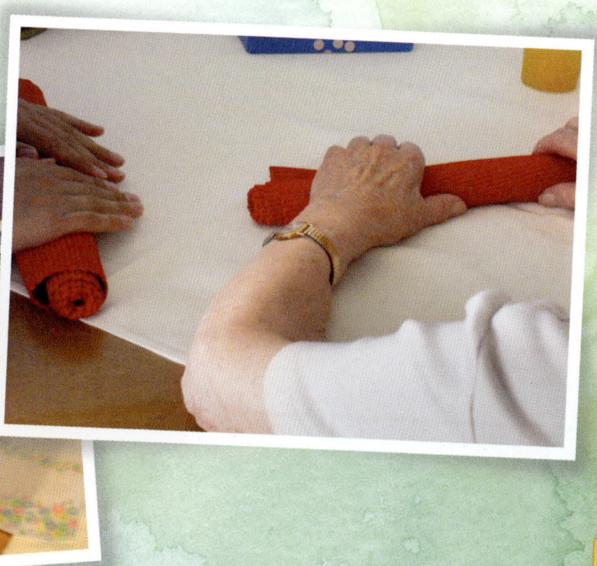

Obst Essen & Trinken

Einstieg

Vitaminschub gefällig? Jetzt ist die Zeit für herrlich frisches, knackiges Obst. Beim Gang durch den Garten oder über den Wochenmarkt fällt die Auswahl schwer, denn überall locken saftige Früchte in allen Farben.

Ob heimisches oder exotisches Obst, mit vielen Sorten kennen sich alte Menschen aus. Sie haben sie teils selbst angebaut, zubereitet oder gekostet. Vielleicht regt das Gehirntraining zu diesem Thema auch an, einmal eine Kaki, eine Mango oder eine Passionsfrucht zu probieren.

Material

- 1 Obstkorb, gefüllt mit echtem oder Dekoobst, verschiedene Sorten.
- Bildkarten mit Obst in verschiedenen, klar erkennbaren Farben, alle mit gleichen Rückseiten (selbst herstellen aus Prospekten oder mit eigenen Fotos). Mindestens 1 Frucht je Farbe. Anzahl der Farben und Karten je Farbe abhängig von Anzahl und Trainingszustand der TN.
- 1 Farbenwürfel, Farben wie Bildkarten.

Ballrunde **Bunte Früchte**

Die TN reichen 3 oder 4 (Anzahl je nach TN) kleine Bälle in den Farben Blau, Rot, Gelb und/oder Grün einzeln reihum weiter. Wer einen Ball hat, nennt – nur für sich, aber laut ausgesprochen – eine Frucht in der Ballfarbe, also z. B. Pflaume beim blauen, Kirsche beim roten, Banane beim gelben und Kiwi beim grünen Ball. Den Ball anschließend an die nächste TN weitergeben.

Nach 1 Runde stoppen und einzeln die genannten Begriffe erinnern. Dabei kontrolliert jeder nur sich selbst. Gelingt es, alle Früchte wieder zusammenzubringen? Fitte TN schaffen 3 oder 4 Runden, also mehrere Sorten zu jeder Farbe.

Zwei zurück

Die TN nennen reihum jeweils eine beliebige Frucht. Wiederholungen sind dabei ausdrücklich erwünscht. Wird ein Obst genannt, das bereits als vorletzter Begriff ebenfalls genannt wurde, klatschen alle in die Hände. Beispiel:

Birne – Kirsche – *Birne* – Apfel – Zwetschge – Banane – *Zwetschge* – Orange – Erdbeere – Kiwi – *Erdbeere* – Traube – Kiwi ...

Sobald die unterstrichenen Sorten ausgesprochen werden, klatschen alle, weil diese jeweils als vorletzte bereits genannt waren.

Früchte-Roulette

Bildkarten in beliebiger Folge verdeckt im Kreis auslegen und dabei erkennbar 1 freien Platz in der Runde lassen. Die TN werfen reihum mit dem Farbenwürfel. Ziel ist, möglichst immer eine Frucht in der gewürfelten Farbe aufzudecken.

Zu Beginn kann nur nach dem Zufallsprinzip eine Karte gewählt werden, später helfen Aufmerksamkeit und gute Merkfähigkeit.

1 TN würfelt, deckt beliebige Karte auf, lässt alle die abgebildete Frucht ansehen und legt die Karte anschließend auf dem freien Platz verdeckt ab. Danach folgt der nächste Wurf, 1 Karte aufdecken, zeigen, verdeckt auf den neuen, freien Platz legen.

- Die Gruppe spielt gemeinsam, alle unterstützen sich gegenseitig bei der Überlegung, wo eine Frucht in der gewürfelten Farbe liegt.
- Wie oben, aber es wird in Teams gegeneinander gespielt. Für jede richtig aufgedeckte Karte gibt es einen Punkt oder einen Chip. Wer hat am Ende die meisten?

Impulsfragen

- Welche Arten von Obst sind Ihnen bekannt? *Steinobst, Kernobst, Beerenobst, Südfrüchte, Schalenfrüchte ...*
- Was mögen Sie am liebsten im Obstsalat? *Apfel, Birne, Banane, Kiwi, Orange, Erdbeere ...*
- Wie nehmen Sie Obst gern zu sich? *Roh, gekocht, als Saft, Mus, Kompott, Salat, im Müsli ...*

Assoziationen

Vitamine, gesund, Kern, frisch, Dörrobst, waschen, Stein, reif, Schale, exotisch, Fallobst, schälen, saftig, bunt, ernten, Wochenmarkt, Garten, anbauen, Straßenverkauf, kaufen, Bauer, pflücken, Streuobstwiese, Backobst, Obstler, einmachen, Marmelade ...

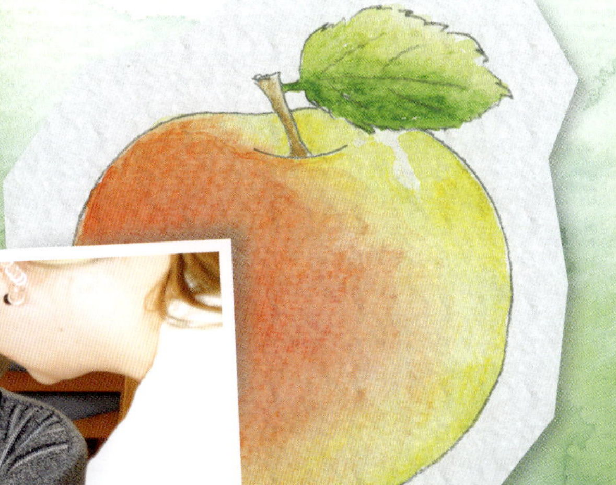

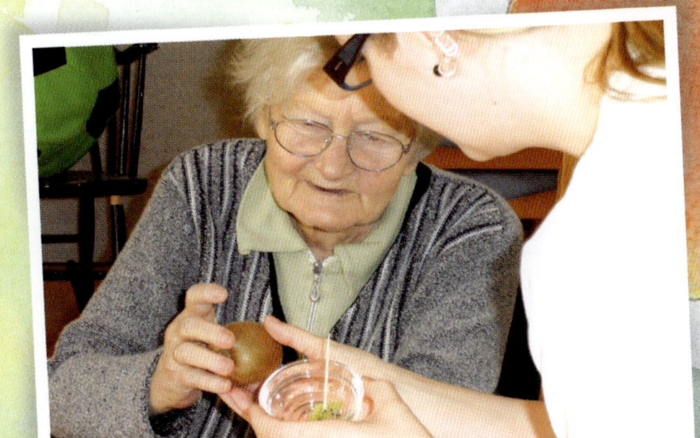

Bäume Wald & Flur

Einstieg

Ein Baum gilt als Symbol für das Leben. Er symbolisiert Werden und Vergehen. In einigen alten Kulturen wird er als Sitz der Götter und übernatürlichen Wesen verehrt. Er wird als Zeichen von Erwachen und Erleuchtung gesehen. Die Bibel nennt unterschiedliche Bäume wie den Oliven- oder den Feigenbaum. In der Schöpfungsgeschichte spielen der Baum des Lebens und der Baum der Erkenntnis entscheidende Rollen.
Häufig wird das Gehirn in Aufbau und Funktion mit dem Bild des Baums dargestellt. Beim Training fürs Gehirn sind Bäume ein Thema, das einerseits ganz konkret bearbeitet werden kann und andererseits ideale Verbindungen liefert, um TN Hintergrundwissen zu vermitteln (siehe ab Seite 114).

Material

- Je TN 1 Holzstab – kurze Aststücke (Schnittflächen schmirgeln!), alternativ Klang- oder Gymnastikhölzer.
- 1 Augenwürfel.
- Baumbilder, jeweils 3 x 3 oder 4 x 4 gleiche (selbst herstellen aus Prospekten, selbst zeichnen ...). Eventuell Raster mit 3 x 3 oder 4 x 4 Feldern in der Größe der Bilder.

Greifübungen

Je TN 1 Holzstab.

- Holzstab waagerecht vor dem Körper, mit beiden Händen von oben fassen. Im schnellen Wechsel mal die linke, mal die rechte Hand kurz lösen und wieder zugreifen. Beim Lösen Finger spreizen.
- 1 Hand greift von oben, die andere von unten. Im schnellen Wechsel jeweils umgreifen – links oben, rechts unten, links unten, rechts oben ...
- Holzstab mit 2 Händen von oben greifen, waagerecht halten, auf Ansage nacheinander einzelne Finger kurz herausstrecken und wieder an den Stab legen.
- Holzstab mit 1 Hand umfassen und schnell im Handgelenk wie einen Propeller drehen, rechts und links im Wechsel.

Bäume würfeln

Bekannte Bäume den Zahlen 1 bis 6 zuordnen, z. B. 1 = Birke, 2 = Tanne, 3 = Eiche, 4 = Buche, 5 = Kiefer, 6 = Linde. Reihum würfeln und möglichst schnell den zur gewürfelten Zahl gehörigen Baum nennen.
Je nach TN alternativ mit nur 2 Baumarten – gerade und ungerade Zahl – oder 3 Baumarten bei Zuordnung von jeweils 2 Zahlen beginnen.

Baumschule

Die TN sitzen im Kreis und geben reihum einen Holzstab weiter. Wer den Stab hat, nennt einen Baum, den er in der Fantasie in die Baumschule pflanzt: „In meiner Baumschule steht eine Birke." ...

- Reihum jeweils 1 Baum nennen, Stab weiterreichen. Wiederholungen möglichst vermeiden.
- Reihum je 1 Baum nennen und den vorhergehenden wiederholen.
  1. TN: „In meiner Baumschule stehen eine Birke und ein Ahorn."
  2. TN: „In meiner Baumschule stehen ein Ahorn und eine Buche."
  3. TN: „In meiner Baumschule stehen eine Buche und eine Kiefer." ...
- Wie oben, aber anstelle des vorletzten Baums wird jeweils der 3 Nennungen zurück liegende wiederholt und ein neuer genannt.

Baum-Sudoku

Die Baumbilder mischen und verdeckt als Stapel ablegen. Reihum 1 Karte ziehen und an passender Stelle (eventuell in vorgezeichnetem Raster) ablegen. Dabei gilt die Regel: Kein Bild darf in einer Reihe oder Spalte doppelt vorkommen.

Impulsfragen

- Gehen Sie bei einem Waldspaziergang lieber durch Nadel-, Laub- oder Mischwald?
- In welchen Berufen haben Menschen mit Bäumen zu tun?
  Landschaftsgärtner, Baumkletterer, Förster, Ranger ...
- Sind Sie als Kind auf Bäume geklettert?

Assoziationen

Grün, Holz, Krone, knorrig, Schonung, Stamm, fällen, Blätter, Astgabel, pflanzen, Ast, kahl, Rinde, draußen, Wald, stark, Garten, hoch, Wurzeln, morsch, Baumhaus, Stumpf, Borke, klettern, Lebensbaum, Früchte, wachsen, Natur, schattig, Baumschule, ausreißen, Laub, Nadeln, Richtfest, Maibaum ...

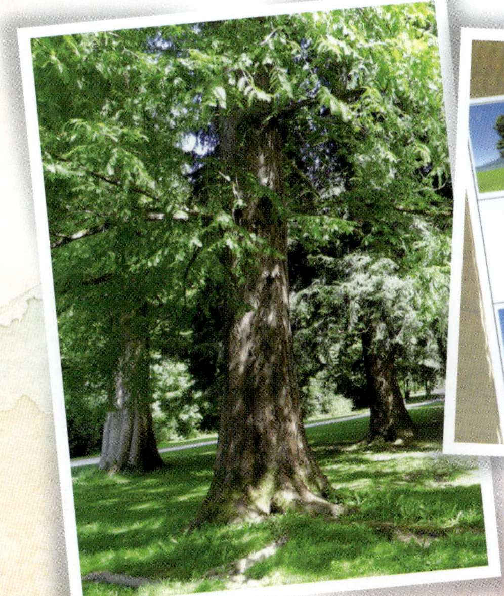

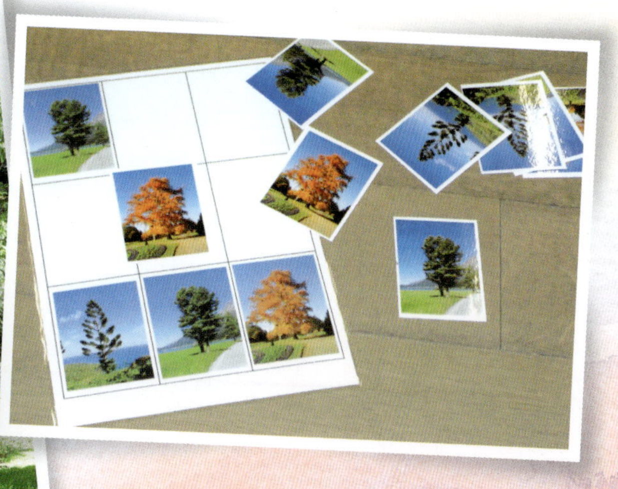

Blätter Wald & Flur

Einstieg

Im Herbst wird es bunt in der Natur. Ein Farbenmeer prägt das Bild beim Blick ins Freie. Bei einem Windstoß tanzen erste Blätter durch die Luft. Das Laub verliert die grüne Farbe, wird allmählich trocken und fällt zur Erde. Bald wird in Gärten und Parks geharkt und gerecht, gepustet und gesaugt, um Wege vom Laub zu befreien.
Doch vorher sind Blätter dekorative Raumgestaltung und vor allem interessantes Material fürs Gehirntraining.

Material

- 1 Korb voller Laub, unterschiedliche Blattarten, mehrere Exemplare von jeder Sorte.
- 1 großes Blatt Papier, je TN 1 Stift.

Blättertanz

Je TN 4 unterschiedliche Blätter (4 Baumarten, 4 Größen oder 4 Farben) auf den Boden legen, mit den Füßen antippen:

- Nach Ansage der AP mehrere Durchgänge in gleichbleibender Folge, mit rechter oder linker Fußspitze z. B. Ahorn, Buche, Eiche, Kastanie.
- In unregelmäßiger Folge nach Ansage schnell tippen, mit der genannten Fußspitze, auch über die Körpermitte – linker Fuß Ahorn, rechter Fuß Kastanie ...
- Wie oben, aber eine von der AP im Sekundentakt genannte Reihenfolge anhören, sofort anschließend nachtippen.

Glatt oder rau?

TN greifen reihum in den Blätterkorb und ziehen 1 Blatt heraus. Blätter betasten, dabei auf Oberfläche, Größe, Form ... achten.

- Nacheinander beschreiben alle TN ihr Blatt mit Worten.
- Blätter reihum weitergeben, das neue betrachten und betasten, danach wieder weitergeben. Reihe fortsetzen, bis alle wieder das eigene Blatt in Händen halten.
- Am Ende aus der Erinnerung die Konturen des eigenen Blatts auf Papier zeichnen.

Blatt-Ordnung

Viele verschiedene Blätter durcheinander auslegen, gleiche Arten mehrfach.
Gleiche Blattarten zusammenlegen.

Raubkopie

Einige Blätter – Anzahl je nach TN – als Bild auf einer Unterlage anordnen. Anschließend das Bild kopieren, das heißt möglichst identisch mit Blättern aus dem Vorrat im Blätterkorb nachlegen.

Blatt-Konturen

Auf ein großes Blatt Papier viele verschiedene Blätter legen. Jedes einzeln mit gut sichtbarem Stift umranden. Blätter wieder vom Papier entfernen. Anschließend alle Blätter möglichst schnell den Konturen wieder zuordnen und in ihre Form legen. Eventuell Gespräch über die Blattarten.

Impulsfragen

- Stellen Sie sich vor, Sie machen einen Spaziergang durch einen Laubwald, in dem trockenes Laub am Boden liegt. Was tun Sie mit den Blättern? *Betrachten, wegkicken, aufheben, pusten, rascheln lassen ...*
- Welche Formen können Laubblätter haben? *rundlich, eiförmig, herzförmig, fächerförmig, dreieckig, gebuchtet, gelappt, gezahnt, gefingert ...*
- Wie lässt sich Laub aus dem Garten sinnvoll verwerten? *Schwer verrottendes Laub wie Walnuss-, Eichen-, Pappelblätter ... schreddern, da sie sonst Jahre brauchen, um zu verrotten; Winterquartier für Kleintiere; Frostschutz für Beete ...*

Assoziationen

Laub, fegen, braun, Adern, grün, gefiedert, bunt, harken, rechen, Kompost, Baum, Strauch, Blätterdach, Chlorophyll, Igel, Garten, samtig, paarig, Assimilation, welk, Papier, Zeitung, rascheln, wenden, Spielkarten, Sägeblatt, Blattschuss, Schulterblatt, Blattgold ...

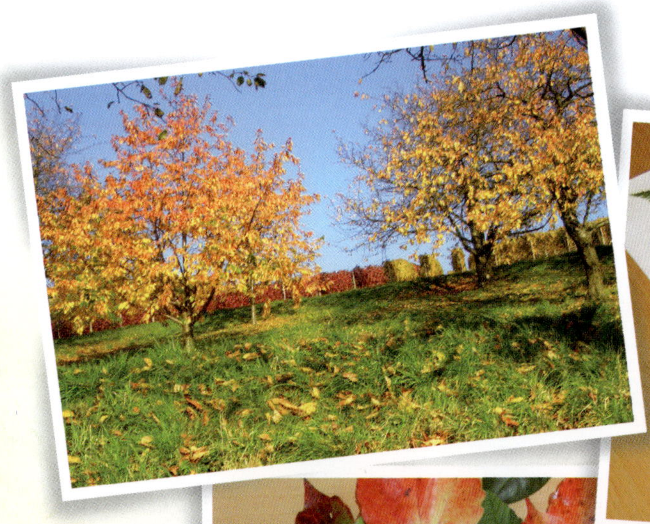

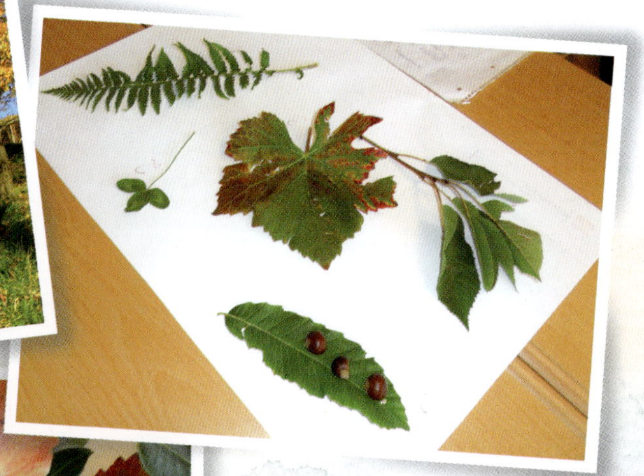

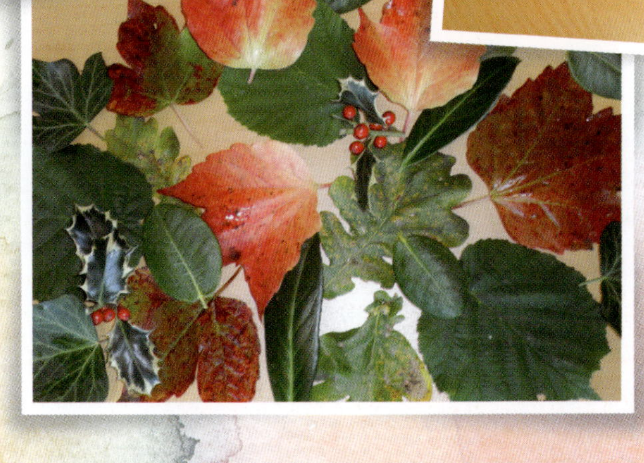

Waldfrüchte Wald & Flur

Einstieg

Bei einem Herbstspaziergang durch Wald und Flur duftet es nicht nur nach Holz, Moos, Pilzen ..., sondern es gibt allerhand Naturprodukte zum Sammeln. Die lassen sich für eine jahreszeitliche Dekoration ebenso verwenden wie fürs Gehirntraining.
Beim Anblick von der herbstlichen Sammlung erinnern sich alte Menschen an eigene Waldspaziergänge, ans Basteln mit Kindern oder Enkeln und daran, wie sie früher mit Kastanien und Eicheln als Futter für den Tiergarten ihr Taschengeld aufbessern konnten. Da sprühen die Rezeptideen, und so manche greifen zum Schälmesser und wollen die Früchte gleich verarbeiten.

Material

- Rosskastanien, ca. 20 bis 30 Stück.
- Wimmeltablett: Eine Sammlung herbstlicher Früchte: Zapfen, Eicheln, Bucheckern, Rosskastanien, Esskastanien, Nüsse, Beeren ...

Kastanien kullern

Je TN 1 Kastanie auf dem Tisch in gleich bleibendem Takt beständig von einer Hand in die andere kullern und gleichzeitig

- das Alphabet sprechen von A bis Z; geübte TN sprechen rückwärts Z bis A.
- das Wort Kastanie buchstabieren; geübte TN rückwärts.
- Begriffe nennen zu einem Thema, z. B. „Was ist auf einem Herbstspaziergang zu sehen" ...

Pyramidenbau

Aus 20 bis 30 Kastanien gemeinsam eine möglichst hohe Pyramide bauen. Eventuell in Teams als Wettspiel. Welche Pyramide wird am höchsten?

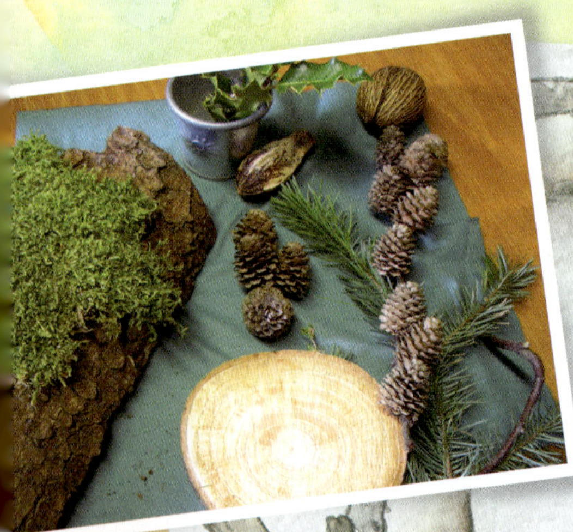

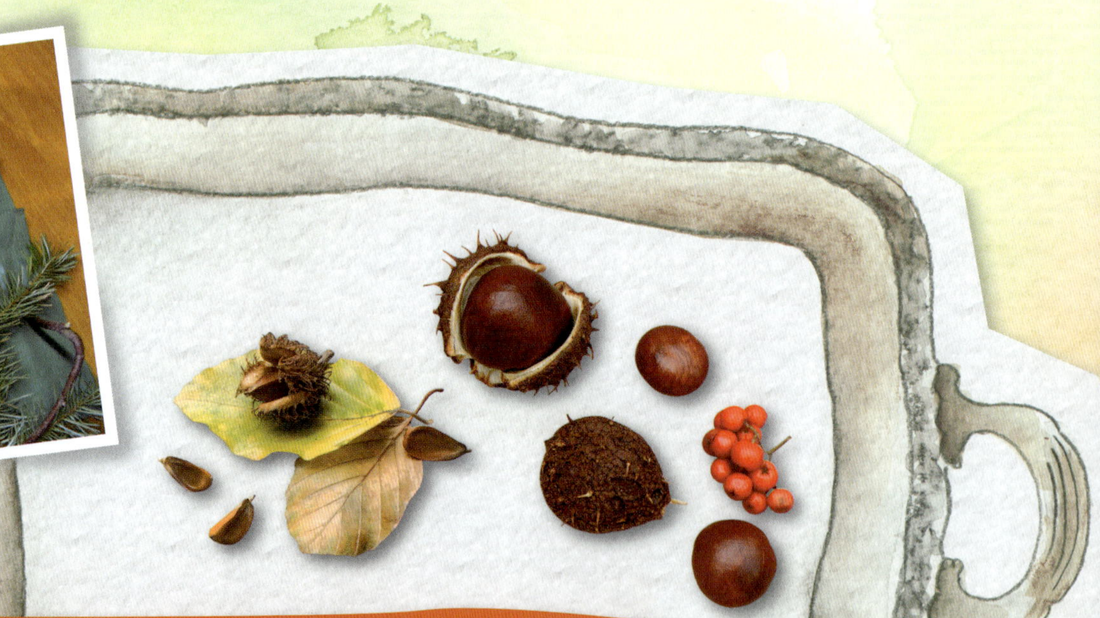

Wimmeltablett: Waldfrüchte

Je nach Zusammenstellung der Gegenstände unterschiedliche Aufgaben stellen, z. B.

- Anzahl sämtlicher Teile schätzen.
- Alle Teile zählen, möglichst ohne sie zu berühren.
- Anzahlen vergleichen, z. B. Sind mehr Kastanien oder mehr Eicheln vorhanden?
- Wie viele Sorten Zapfen sind dabei?
- Wie viele Farben gibt es?
- Welche Dinge sind essbar?
- Welche wachsen an Bäumen, welche an Sträuchern?
- Nach Sorten sortieren.
- Was hat einen Anfangsbuchstaben „Z" ...? Dabei in verschiedenen Spielrunden auch immer wieder unterschiedliche Begriffe für den gleichen Gegenstand finden, z. B. Zapfen, Kiefernzapfen, Tannenzapfen ...
- Kategorien bilden nach unterschiedlichen Merkmalen, z. B. Größe, Gewicht, Farbe, Anfangsbuchstaben ...
- Nacheinander verschiedene Gegenstände vom Tablett mit geschlossenen Augen ertasten. Dabei beide Hände nutzen, Gegenstände beschreiben, vergleichen, bei Bedarf am Ende erraten.
- AP legt Reihen von jeweils 3, 4, 5 Gegenständen, kurz betrachten lassen – je Gegenstand ca. 1 Sekunde – und sofort anschließend erinnern.

Impulsfragen

- Welche Verwendungsmöglichkeiten kennen Sie für Rosskastanien? *Wildfutter; in der Hosentasche als Schutz vor Rheuma; zerschnitten kochen, als Waschnüsse einsetzen für Wäsche, Haare ...*
- Was lässt sich aus Eicheln herstellen? *Geröstet und gemahlen Kaffeeersatz; Schweinefutter; Dekorationsobjekte ...*
- Haben Sie jemals Bucheckern gesammelt und verwertet? *Kurz aufkochen, schälen, rösten – als Knabberei; geschrotet zum Brotbacken; nicht roh verzehren, enthalten dann Giftstoffe! ...*

Assoziationen

Rosskastanie, Eichel, Buchecker, Hagebutten, Kiefernzapfen, Tannenzapfen, Moos, Beeren, Pilze, Laub, Walnuss, Haselnuss, Ahorn-Flügelfrucht, sammeln, schälen, kochen, schreddern ...

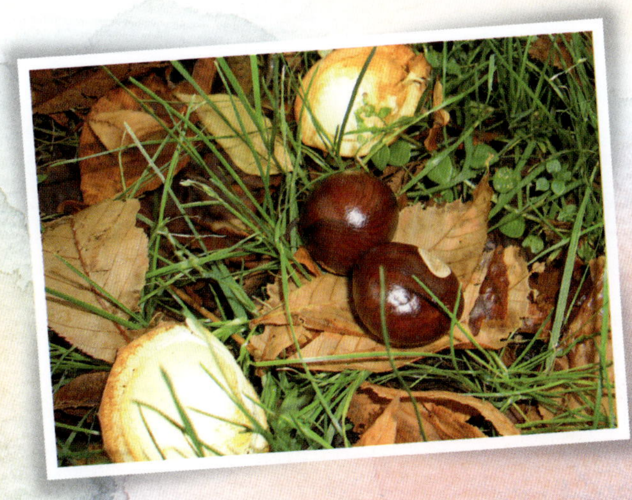

Steine Wald & Flur

Einstieg

Mit Steinen unterschiedlichster Art kommen Menschen in ihrem Leben in Berührung. Wir bauen mit Steinen oder legen sie anderen in den Weg. Wir bringen Steine ins Rollen oder schmücken uns mit ihnen. Wir finden den Stein der Weisen, und dann fällt uns ein Stein vom Herzen. Wir schwören Stein und Bein, dass wir niemals den ersten Stein auf jemanden werfen würden. Und schließlich wollen viele steinalt werden und bei anderen einen Stein im Brett haben.
Fürs Gehirntraining eignen sich sowohl Steine aus der Natur, die sich beschriften und bemalen lassen als auch Spielsteine, mit denen wir den Kopf zum Rauchen bringen.

Material

- Kieselsteine, unterschiedliche Formen, Farben, Größen, teils beschriftet mit Buchstaben. Anzahl abhängig von Gruppengröße, mindestens 3 je TN.
- Legosteine in Blau, Rot, Gelb, Grün – je TN 1 Stein je Farbe.
- 1 Kiste farbige Holzbausteine in Blau, Rot, Gelb und Grün („Bauklötze“, siehe dazu S. 130, „Sprache“).
- 1 Farbenwürfel in den Farben der Holzbausteine.

Buchstaben-Steine verteilen

Die mobilen TN nehmen sich jeweils 3 Steine und tragen sie an Plätze ihrer Wahl im Raum. Dabei merken sie sich die Positionen. Nicht gehfähige TN beobachten und geben später Unterstützung beim Erinnern an die Ablageorte.

- Nach kurzer Ablenkung, z. B. Gespräch über Gesteinsarten, sammeln alle die eigenen Steine wieder ein.
- Wie oben, aber zusätzlich zu den Steinen die aufgemalten Buchstaben erinnern, z. B. „A“ auf der Fensterbank, „L“ im Regal ...

Wörter mit „stein“

1 Kieselstein im Kreis herumgeben. Wer den Stein in der Hand hält, nennt ein Wort mit „stein“ am Anfang, in der Mitte oder am Ende des Wortes und gibt den Kiesel dann weiter.

- Bei mehreren Durchgängen am Ende jeweils die eigenen Wörter erinnern – „Welche habe ich genannt?“
- Gemeinsam alle genannten Begriffe erinnern, geübte Gruppen in der richtigen Reihenfolge.

Farbmosaik

Alle TN haben 4 Legosteine, 1 je Farbe, vor sich. Die AP legt eine Farbfolge, zeigt diese ca. 4 Sekunden lang. Die TN legen sofort anschließend mit eigenen Steinen nach.

Buchstaben suchen & Wörter legen

Alle Buchstaben-Kiesel durcheinander auf dem Tisch auslegen.

- Auf Ansage einen bestimmten Buchstaben finden und antippen.
- Gemeinsam Wörter zum Thema legen. Dabei legt reihum jede TN 1 Stein.
- So viele Wörter legen, bis aus den verbliebenen Buchstaben kein weiteres mehr zu bilden ist.

Stein auf Stein

Reihum mit dem Farbenwürfel werfen und 1 Stein in der gewürfelten Farbe wählen. Ist in der Farbe kein Stein mehr vorhanden, Würfel weitergeben. Die Gruppe errichtet damit gemeinsam ein möglichst hohes Bauwerk. Also breite Basis schaffen, nicht gleich in die Höhe bauen!

Impulsfragen

- Welche Edel- oder Schmucksteine gefallen Ihnen?
  Diamant, Rubin, Smaragd, Achat, Amethyst, Jade, Bernstein, Onyx, Opal, Rosenquarz ...
- In welchen Berufen gehört das Umgehen mit Steinen zum Alltag?
  Maurer, Pflasterer, Bildhauer, Steinmetz, Goldschmied ...
- Welche Eigenschaften fallen Ihnen ein, wenn Sie an Steine in der Natur denken?
  gewaltig, schwer, hart, uralt, vulkanisch, rau, glatt, verwittert ...

Assoziationen

Kiesel, Legostein, Nieren~, Gallen~, Schmuck~, Edel~, Spiel~, Bau~, Gedenk~, Grab~, ~alt, ~frucht, Ziegel~, Bruch~, ~adler, ~marder, meißeln, hauen, ewig, heiß, Marmor, Schiefer, Sand~, ~bock, ~pilz, Felsen, Stein am Rhein, Kunst, Geröll, ~schlag, Mahl~ ...

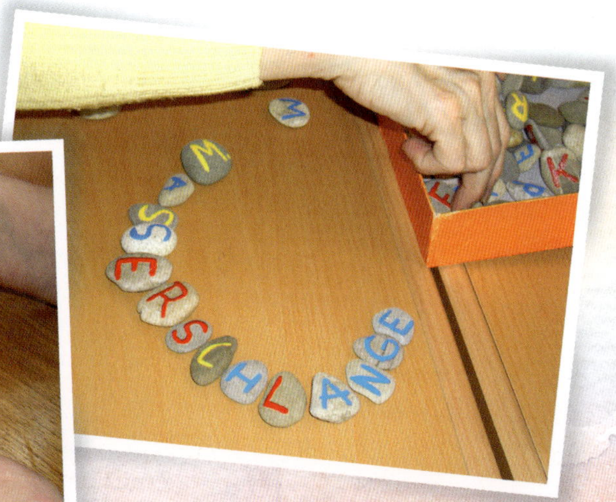

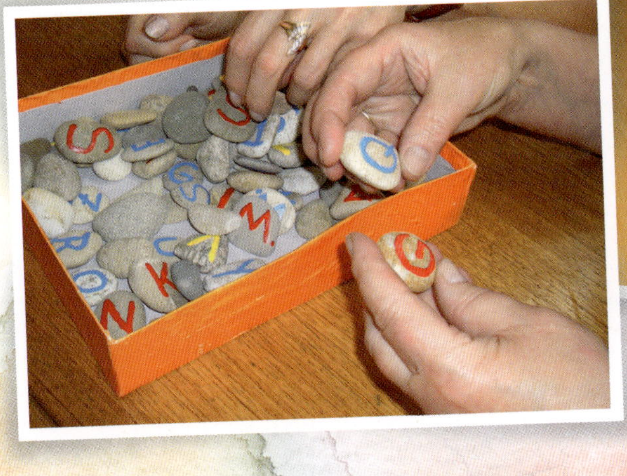

Lesen Schwarz auf Weiß

Einstieg

Im engeren Sinn bedeutet Lesen, schriftlich niedergelegte Gedanken aufzunehmen und zu verstehen. Das allein ist ein kognitiver Vorgang und ein gutes Training. Senioren, die viel lesen, bleiben länger geistig fit. Allein das Entziffern von Wörtern aktiviert zahlreiche Gebiete im Denkorgan, vor allem in der linken Hirnhälfte. Wer sich darüber hinaus Geschichten und Figuren vorstellt, stimuliert den Bereich, der für Perspektivwechsel zuständig ist. So wird denjenigen, die gern in Romanen schmökern, nachgesagt, sie könnten sich gut in andere Menschen hineinversetzen, hätten besondere soziale Fähigkeiten.

Gleichzeitig wird das Lesen bei schwindender Sehfähigkeit immer schwieriger und anstrengender. Angepasste Hilfsmittel und gute Beleuchtung sind wichtig, um Lesefreude zu erhalten.

Material

- Schilder mit groß geschriebenen Wörtern für die Bewegungsübungen, je Schild 1 Wort: „Arm“, „Bein“, „rechts“, „links“.
- Wortkarten oder -zettel mit je 1 Begriff, z. B. Lupe, Lampe, Brille, Zeitung, Buch, Brief ...
- Je TN 1 Zettel mit einem Zungenbrecher, z. B. Der Potsdamer Postkutscher putzt den Potsdamer Postkutschkasten. Den Potsdamer Postkutschkasten putzt der Potsdamer Postkutscher.
- Je TN 1 Spiegel und einzelne Wörter oder ein kurzer Text.

Bewegen nach Anzeige

Die AP hält im schnellen Wechsel jeweils 1 oder 2 Wortschilder hoch. Es wird nicht gesprochen. Die TN lesen die Anweisung und bewegen sich entsprechend. Beim Schild „Arm“ beide Arme in die Höhe heben, bei „Arm“ und „links“ nur den linken, bei „Bein“ und „rechts“ bewegt sich das rechte Bein. Bei Bedarf weitere Schilder, z. B. „Schulter“, „Daumen“ ...

Wörter lesen & sortieren

Die Wörter auf den Zetteln oder Karten auf dem Tisch durcheinander auslegen.

- Einzeln laut lesen.
- Nach Ansage suchen und antippen.
- 2, 3, 4 ... Wörter nach Ansage der AP im Sekundentakt anschließend antippen.
- Wörter ordnen nach vorgegebenen Merkmalen, z. B. in 2 Gruppen – „Alles mit Schrift“ und „Was beim Lesen hilft“.

Zungenbrecher

Die TN erhalten jeweils 1 Zettel, auf dem ein Zungenbrecher geschrieben steht.

- Laut schnell lesen.
- Laut schnell die Wörter rückwärts lesen, z. B. Postkutscher Potsdamer der putzt ...

Das Gehirntrainingsbuch, Bettina M. Jasper © Vincentz Network GmbH & Co. KG, Hannover 2015, ISBN 978-3-86630-415-4

Im Spiegel lesen

Im Spiegel zu lesen, setzt voraus, dass die TN die Aufgabe verstehen und sich gezielt fordern möchten. Andernfalls könnten Sie leicht den Originaltext lesen. Aufgabe ist, den Spiegel an den Text zu halten und wirklich im Spiegel zu entziffern. Mit einzelnen Wörtern beginnen, später kurze Sätze oder Texte.
Ansonsten – ohne Spiegel – Text auf Folie kopieren, Folie umdrehen und dann den Text auf Papier kopieren.

Impulsfragen

- In welchen Druckerzeugnissen lesen Sie gern zur Information oder Unterhaltung?
  Zeitung, Zeitschriften, Bücher, Broschüren ...
- Was – abgesehen von Büchern und Zeitungen – gibt es in Ihrem Alltag zu lesen?
  Briefe, Wegweiser, Programmankündigungen, Beipackzettel von Medikamenten, Etiketten, Bedienungsanleitungen ...
- Lesen Sie gern anderen vor oder lassen Sie sich vorlesen?

Assoziationen

Schrift, entziffern, Zeichen, auflesen, Gesichter, Auslese, erfassen, Spuren, Text, überfliegen, vortragen, Schrift, rezitieren, deklamieren, Leviten, Zeile, Hörbuch, Lesezeichen, Vorlesewettbewerb, Bildung, Nachlese, sehen, laut, Handschrift, zwischen den Zeilen, Trauben, Lesemappe, Brille, Lampe, Lupe ...

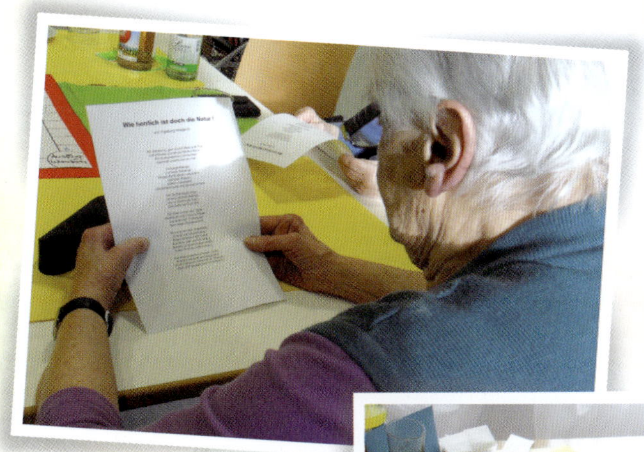

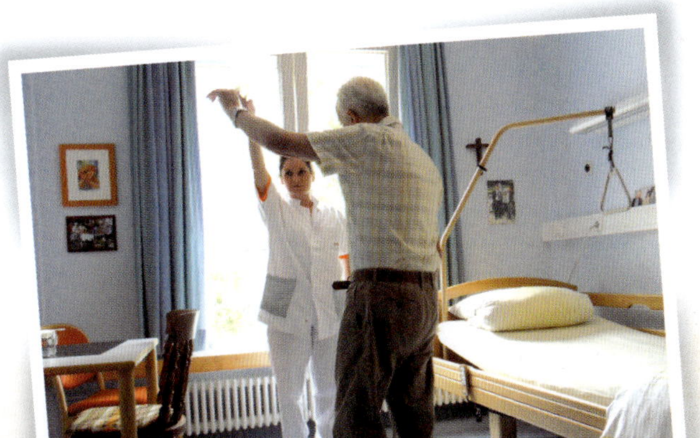

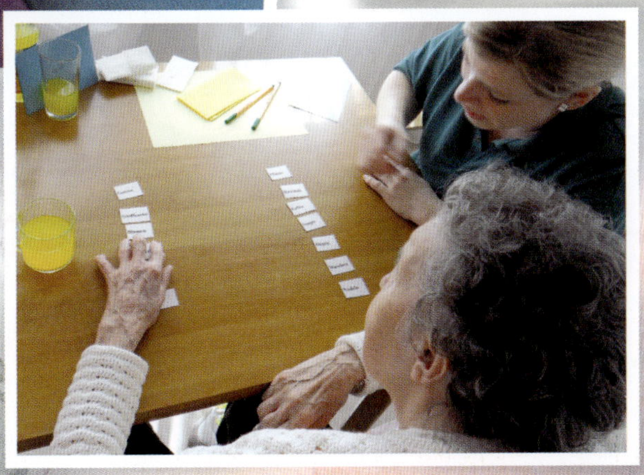

Schreiben Schwarz auf Weiß

Einstieg

Schreiben gehört zu den elementaren Kulturtechniken und ist für den gedanklichen Austausch ebenso wichtig wie für die Bildung. Menschen lernen gewöhnlich als Kinder das Schreiben. Manche benutzen es als Erwachsene nur zur notwendigen Kommunikation im Alltag, andere entwickeln besondere Talente, können sich besonders gut ausdrücken. Schreiben bezeichnet sowohl den motorischen Vorgang, eine feinmotorische Tätigkeit, als auch das Formulieren und Aufschreiben von Gedanken. Trainingsabhängig verändern sich die Schreibfähigkeiten. So stellen manche Menschen im Alter plötzlich Unsicherheiten beim Schreiben fest, wenn sie lange nicht mehr geübt haben. Einen Stift führen, einzelne Wörter oder kurze Texte schreiben, sollte deshalb im Gehirntraining regelmäßig dazugehören.

Material

- Je TN 1 Kugelschreiber mit Druckknopfmechanismus.
- 6 Kategorienkarten in 6 unterschiedlichen Farben, z. B. Tiere, Pflanzen, Städte, Vornamen, Getränke, Obst.
- 1 Farbenwürfel in den Farben der Kategorienkarten.
- Kleine Schraubdeckel, so viele, dass sie ein DIN-A-4-Blatt zudecken, beschriftet mit Zahlen von 1 bis 6.
- 1 Augenwürfel.
- DIN-A-4-Papier und 1 dicker Filzstift.

Fingerdiktat

Paarweise im Wechsel:

- Mit einem Finger oder einem umgedrehten Stift auf einen Handrücken des Partners „schreiben“, rechte und linke Hand abwechselnd – einzelne Buchstaben oder Buchstabe für Buchstabe kurze Wörter.
- Wie oben, aber in die Handfläche schreiben.
- Wie oben, aber auf den Rücken schreiben.
- A schreibt, B nennt anschließend Buchstaben oder Wort.

Kugelschreiber Cha Cha

Alle TN halten einen Kugelschreiber in einer Hand.

- Stift in der rechten Hand, 4x den Druckknopf betätigen, dann
- mit der linken Hand 3x auf den Tisch klopfen, dazu sprechen „cha cha cha“, dann
- stampfen – 1x rechter, 1x linker Fuß, dann
- stampfen – 1x rechter, 1x linker Fuß und gleichzeitig den Stift in die linke Hand übergeben und im Anschluss
- Bewegungsfolge gegengleich durchführen. Mehrere Durchgänge.

Namen & Wörter buchstabieren

Die TN buchstabieren ihre eigenen Namen oder beliebige Wörter – gemeinsam im Chor, nennen reihum jeweils 1 Buchstaben oder buchstabieren einzeln, je nach Gruppe.

- Vorwärts.
- Rückwärts.
- Nach zuvor festgelegten Kategorien – Vornamen, Städte, Getränke, Tiere ..., z. B. den Vornamen Maria mit Tieren: **M**arder – **A**ffe – **R**eiher – **I**ltis – **A**lpaka.
- Wie oben, aber die Kategorien mit einem Farbenwürfel ermitteln.

Buchstaben & Wörter erkennen

Auf einzelne Blätter jeweils einen sehr großen Buchstaben oder ein Wort schreiben. Schrift mit Schraubdeckeln verdecken. Reihum mit dem Augenwürfel werfen und 1 Deckel mit passender Zahl zwischen 1 und 6 entfernen. Ist die Zahl nicht mehr vorhanden, Würfel weiterreichen. Wer erkennt zuerst den richtigen Buchstaben oder das Wort unter den Deckeln?

Impulsfragen

- Mit welchem Schreibgerät schreiben Sie am liebsten? *Bleistift, Kugelschreiber, Federhalter ...*
- Bei welchen Gelegenheiten bzw. was schreiben Sie in Ihrem Alltag? *Unterschrift, Termine, Einkaufszettel, Karten ...*
- Haben Sie jemals auf der Tastatur einer Schreibmaschine oder eines Computers geschrieben?

Assoziationen

Zeichen, Schönschrift, kritzeln, Tafel, Buchstaben, tippen, Alphabet, Sütterlin, hämmern, Ziffern, Noten, Block, Hieroglyphe, Nachricht, formulieren, verfassen, leserlich, Artikel, Brief, Notiz, Papier, Pergament, Schreibmaschine, Tinte, Bleistift, Tusche, Feder ...

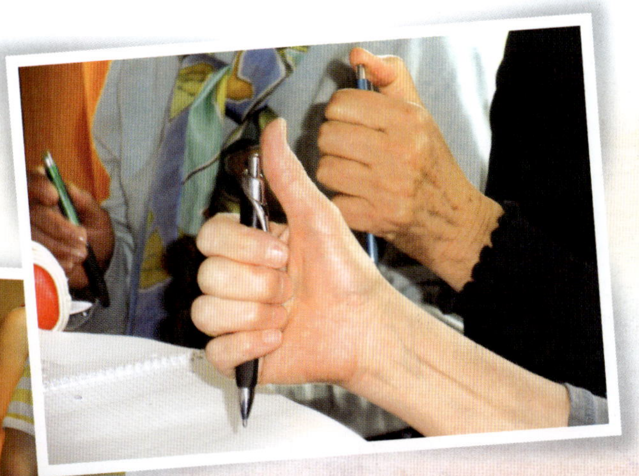

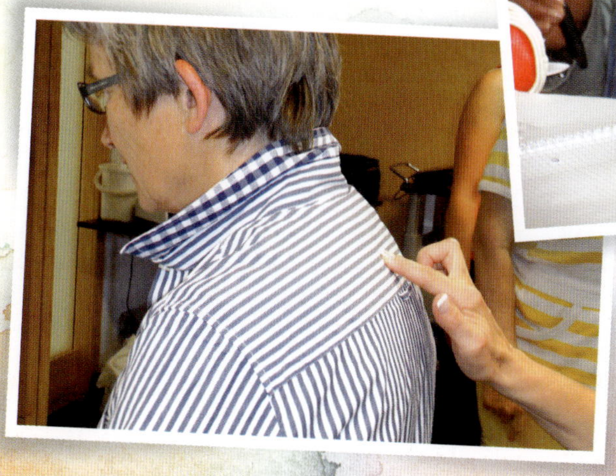

Texte Schwarz auf Weiß

Einstieg

Jeder Text setzt sich aus kleineren Einheiten zusammen – Sätze, Wörter ... Sobald wir uns über Sprache verständigen, produzieren wir Text, der nicht immer schriftlich niederschreibbar sein muss. Je seltener wir das üben, desto schwerer fällt es, ein treffendes Wort zu finden, Sätze zu bilden und Gedanken zu formulieren. Umso wichtiger, das beim Gehirntraining regelmäßig zu üben.

Material

- Buchstabenplättchen oder -karten aus Verlagsspielen, z. B. Scrabble o. Ä.
- Bilder, auf denen eine einfache Handlung oder Situation dargestellt ist – Zeichnungen oder Fotos, mindestens 1 je TN.
- Bildkarten – aus Verlagsspielen oder selbst erstellt aus Zeitschriftenfotos.
- Silben-Karten, jede Silbe auf 1 Karte schreiben.[1] Die Wörter selbst – eventuell themenbezogen – zusammenstellen oder völlig willkürlich erstellte Wortliste (siehe S. 93) benutzen.

Bewegen nach Buchstaben

Die TN ziehen reihum jeweils 1 Buchstaben. Gemeinsam eine Bewegung mit diesem Anfangsbuchstaben finden und pantomimisch ausführen, z. B. „K“ ➔ klettern, „S“ ➔ schwimmen, „R“ ➔ rudern ...

Satz zum Bild

Die TN formulieren und schreiben paarweise oder in kleinen Gruppen je 1 Satz zu unterschiedlichen Bildern. Jeder Satz sollte mindestens Subjekt, Prädikat und Objekt enthalten, z. B. „Der Mann (Subjekt) isst (Prädikat) einen Apfel (Objekt).“

Beispiel: Die Henne brütet ihre Eier aus.

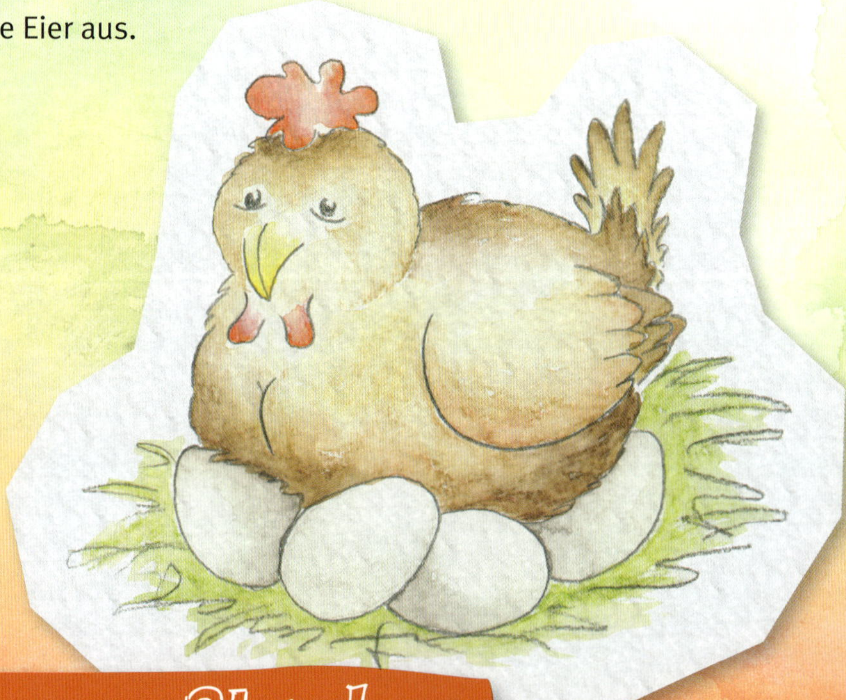

[1] Beim Erstellen mit dem PC ist Schrift Arial 26 pt eine bewährte Größe.

Wortakrobatik
Viele Bildkarten auf dem Tisch ausbreiten. Aus jeweils 2 Motiven ein zusammengesetztes Substantiv bilden. Dabei darf um die Ecke gedacht werden! Kreative Wortschöpfungen sind erlaubt und erwünscht. Beispiel (siehe Abb.): Sternbilder.

30 Silben – viele Wörter
Aus den nachfolgenden Silben möglichst viele Wörter bilden. Bei folgender Kombination geht es auf, und aus 30 Silben entstehen 15 Wörter:
LA-DEN, SOR-GE, SEN-DUNG, BLA-SE, REG-EN, MA-DE, KAR-TE, NA-GEL, ZEI-GER, TU-BE, EN-KEL, LE-BEN, SA-LON, STA-PEL, KAT-ZE.

Impulsfragen
- In welche kleineren Einheiten lässt sich Text zerlegen?
  Buchstaben, Silben, Wörter, Sätze, Zeilen, Absätze, Kapitel …
- In welchen Berufen gehört das Umgehen mit Texten zum Alltag?
  Journalisten, Autorinnen, Lehrer, Schauspieler, Werbetexterinnen …
- Bei welchen Gelegenheiten mussten oder müssen Sie Texte formulieren?
  Brief schreiben, Tagebuch führen, Schadensmeldung an Versicherung …

Assoziationen
Buchstaben, Silben, Wörter, Text, Sätze, verfassen, verstehen, lesen, Liedtext, Strophe, entwerfen, wörtlich, Zitat, Vers, Reim, formulieren, ausdrücken, lyrisch, Literatur, schreiben, sprechen, Artikel, Zeilen, Umbruch, Theater …

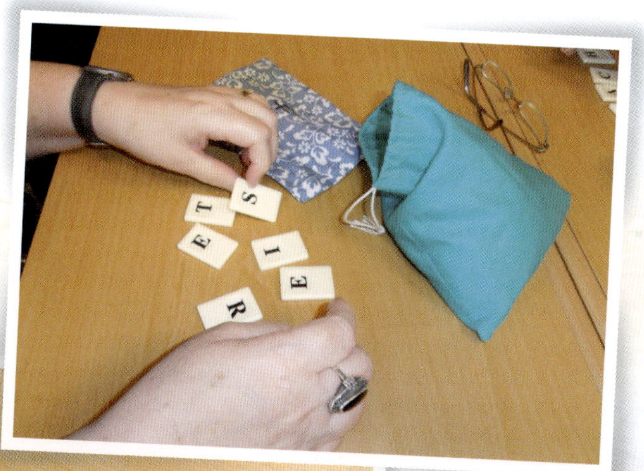

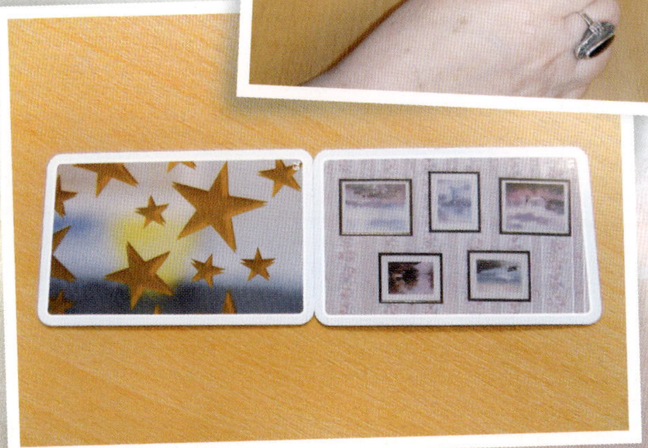

Zeitung Schwarz auf Weiß

Einstieg

Die Zeitung ist ein kostengünstiges, sehr vielseitiges Material und ideal für den Einsatz im Gehirntraining. Allen TN vertraut, hygienisch einwandfrei und sowohl für Bewegungsübungen zum Einstieg als auch für das kognitive Training verwendbar. Alte Zeitungen taugen zum Lesen und Streichen, Schnippeln und Reißen, Suchen und Merken ... Das Papier setzt Reize für Augen, Ohren und Tastsinn, weckt Neugier und entfacht Kreativität.

Material

- Je TN 1 (alte) Zeitung, für alle TN die gleiche Ausgabe.
- Je TN 1 Schere.

Ball und Bällchen

- Je TN 1 Zeitungsdoppelblatt
  - mit den Händen zusammenknüllen.
  - nur unter Einsatz der Füße zusammenknüllen. Wem gelingt es, eine wirklich runde Form zustande zu bringen?
- Den Zeitungsball
  - hochwerfen und wieder fangen.
  - hochwerfen, wieder fangen und zwischendurch möglichst oft in die Hände klatschen.
  - wie oben, aber zu Paaren.
- 1 Zeitungsblatt in kleine Stücke zerreißen, daraus kleine Papierkugeln formen.
- Kleine Papierkugeln möglichst weit über den Tisch pusten, eventuell Markierungen setzen (Gegenstände deponieren oder mit Klebeband).

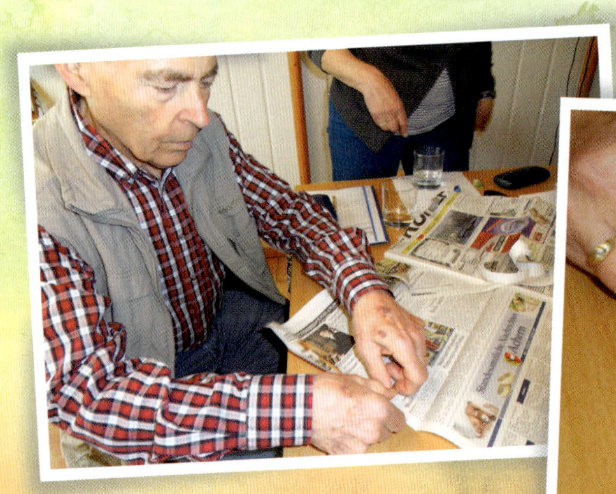

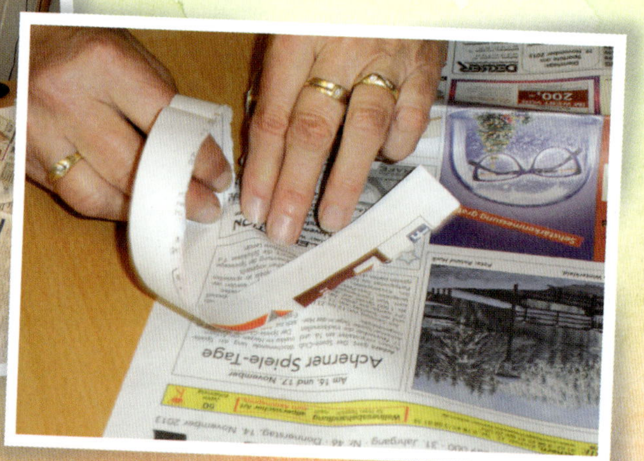

Lesestube

Je TN 1 Zeitung, für alle die gleiche Ausgabe.

- Die AP – oder bei späteren Durchgängen einzelne TN – nennen eine markante Information aus der Zeitung oder dem Anzeigenblatt. Dabei kann es sich um ein Wort, ein Bild, eine Schlagzeile, einen Satz, einen Preis ... handeln. Alle anderen versuchen, möglichst schnell diese Information zu finden und deren Position anzugeben. Wer findet zuerst den Staubsauger, die Fertighausbesichtigung, die Preisangabe 245,90 € ...?
- In einem kurzen Artikel schnell eine bestimmte Buchstabenkombination, z. B. „ng" streichen. Anschließend 2. Durchgang langsam, danach vergleichen.
- 2, 3, 4 ... Informationen im Sekundentakt nennen. Sofort anschließend tippen die TN diese in gleicher Folge an.
- Groß gedruckte Wörter oder Schlagzeilen ausschneiden und an beliebiger Stelle durchschneiden. Mehrere solcher Wort- oder Schlagzeilenhälften durcheinander auf dem Tisch ausbreiten, schnell wieder richtig kombinieren.
- Eine Meldung gemeinsam laut lesen. Danach kurze Ablenkung, z. B. Schlagzeilen kombinieren (siehe oben). Anschließend Fragen zum Text stellen und beantworten.

Anzeige aufgeben

Einen beliebigen, für alle TN sichtbaren, Gegenstand auswählen, z. B. ein Gemälde, das im Raum hängt. Alle stellen sich vor, dieser Gegenstand sollte per Kleinanzeige verkauft werden. Aufgabe: Einen möglichst ungewöhnlichen Anzeigentext formulieren. Anschließend die unterschiedlichen Ideen verlesen.

Impulsfragen

- Lesen Sie gern Beiträge über Menschen, die Sie persönlich kennen? *Anlässlich von Jubiläen, Vereinsveranstaltungen ...*
- Welche Anzeigenrubriken sind in einer Zeitung zu finden? *Familienanzeigen, Verkäufe, Kaufgesuche, Immobilien, Bekanntschaften ...*
- Was war die überraschendste Neuigkeit, die Sie in letzter Zeit aus der Zeitung erfahren haben?

Assoziationen

Zeitungsente, lokal, abonnieren, Druckfehler, Druckerschwärze, austragen, Beilagen, Rotation, berichten, Nachrichtenagenturen, zitieren, Pressedienste (dpa, sid ...), Abonnement, Kiosk, Schriftsetzer, Nachsendeauftrag, Auflage, Verlag, Anzeige, Rubrik, Artikel, überregional, Reportage, Makulatur ...

Märchen Schwarz auf Weiß

Einstieg

Wer kennt sie nicht – Rotkäppchen und den Froschkönig, Hänsel und Gretel, den Wolf und die sieben Geißlein? Mindestens im Kindesalter lernen wir diese und andere Märchenfiguren kennen. Manche begeistern sich auch im Erwachsenenalter für die überlieferten und teils fantastischen Geschichten. Selbst Lesemuffel können bei Märchen meist mit Wissen punkten. Mit einigen Stichworten und ein paar Requisiten lassen sich Erinnerungen wecken.

Material

- 1 kleiner Ball, mit Goldpapier umwickelt.
- 1 Zopf – Fastnachtsperücke, Strumpfzopf, 3 dicke Bänder o. Ä.
- 1 Korb mit Alltagsgegenständen als Märchenrequisiten nach Verfügbarkeit, z. B. kleine Kiesel, Linsen, Zopf, Froschfigur, Rose, Teddybär, Spiegel, Katze, Apfel, Streichhölzer, Gürtel, Stern, Wattebausch, Schuh, Gans ...
- Bildkarten mit Märchenszenen z. B. aus Märchenbüchern, selbst erstellen als Puzzle mit jeweils 2 Teilen.

Goldene Kugel

Mit Goldpapier umwickelten Ball

- betrachten, betasten, kneten ... – Verbindung herstellen zum Froschkönig.
- auf dem Tisch rollen mit rechter und linker Hand im Wechsel – Kreis, Quadrat, Dreieck ...
- einander zurollen – mit rechter oder linker Hand auf Ansage.

Rapunzel-Zopf

Eine Fastnachtsperücke, Bänder o. Ä. zum Zopf flechten. Dabei Verbindung herstellen zu Rapunzel. Falls nötig, anregen mit Stichworten: Schwanger, Heißhunger auf Salat, Nachbarsgarten der Zauberin, stehlen, ertappt, Versprechen, Baby, Rapunzel, mit 12 Jahren in Turm gesperrt, einziger Zugang langer Zopf, hochklettern ...

Kiesel schätzen, zählen, sortieren

Kiesel – alternativ Erbsen oder Linsen – in einem Behälter.

- Verbindungen zu verschiedenen Märchen herstellen, z. B. Hänsel und Gretel, Aschenputtel, Prinzessin auf der Erbse ...
- Anzahl schätzen, anschließend zählen.
- Nach vorgegebenen Merkmalen sortieren, z. B. Größe, Farbe ...

Märchen-Puzzle

Bildelemente auf 2 bis 4 Kartenteilen betrachten, besprechen. Märchen erkennen und benennen, Puzzleteile zusammensetzen. Falls nötig, Karten mit Märchentiteln als Stimulation zur Auswahl anbieten.

Impulsfragen

- Wie gefällt Ihnen ein Märchen besser – frei erzählt oder buchstabengetreu vorgelesen?
- Hatten Sie Märchen erzählende Großeltern oder waren Sie selbst jemals in dieser Rolle?
- Stellen Sie sich vor, Sie bekämen ein Märchenbuch geschenkt. Würden Sie sich für die Klassiker entscheiden oder für moderne Märchen?

Assoziationen

Brüder Grimm, Hans Christian Andersen, König, überliefern, Hexe, erzählen, böse, Fee, orientalisch, golden, Geschichten, Krone, Palast, Moral, Lehre, grausam, Märchenbuch, Bilder, Theater, Zwerg, reich, Pferd, Kutsche, mystisch, zaubern, Rätsel, spannend ...

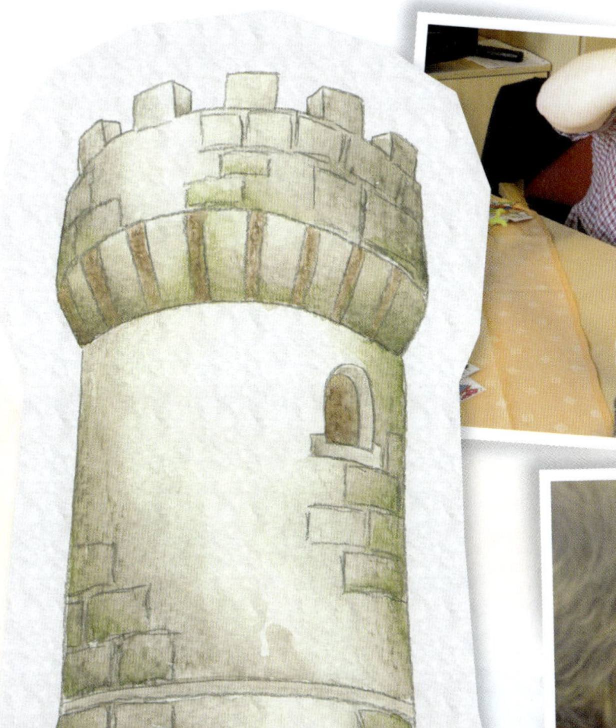

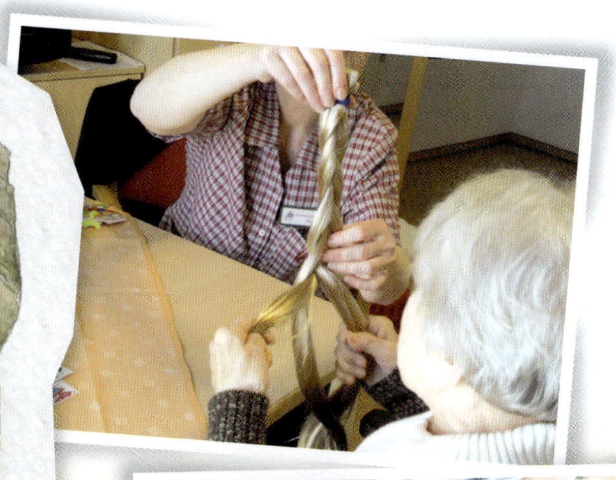

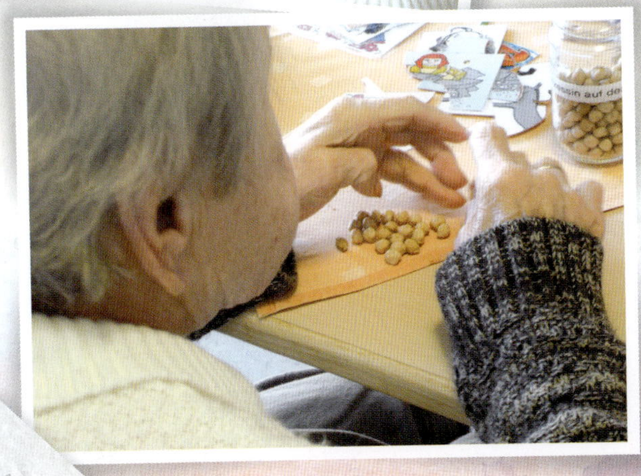

Sport Freizeit & Hobby

Einstieg

Ob früher selbst aktiv oder als Interessierte, die das Geschehen per Zeitung, Radio und TV verfolgen – viele kennen sich aus im Sport. So gibt diese gesunde Freizeitbeschäftigung ein ideales Thema fürs Gehirntraining, zumal nach heutigem Kenntnisstand schon das Bewegen selbst sich positiv auf die Denkfähigkeit auswirkt, vorausgesetzt es werden die richtigen Übungen ausgewählt. Also zunächst mit leichter körperlicher Aktivität in Schwung bringen, und dann die Denkaufgaben lösen.[1]

Material

- Wortkarten oder -zettel mit jeweils 1 Begriff zum Thema – Sportarten und Bewegungen: Von Aerobic über Boxen und Schwimmen, Skilauf, Tanzen und Tischtennis bis zu Volleyball oder Wasserski.
- 1 mittelgroßer Ball (Durchmesser ca. 10–12 cm), beschriftet mit Buchstaben (mit wasserfestem Folienschreiber).
- 5 Bildkarten, selbst erstellen mit Porträts bekannter SportlerInnen – Prominente oder regional bekannte Persönlichkeiten.
- Zahlenkarten 1 bis 6.
- 1 Augenwürfel.

Sportarten-Pantomime

Wortkarten mit Sportarten bzw. Bewegungen durcheinander verdeckt auf dem Tisch ausbreiten. Reihum ein Kärtchen aufdecken.

- Gemeinsam überlegen, wie sich die Aktivität darstellen lässt, dann pantomimisch ausführen.
- Wie oben, aber wer eine Karte zieht, stellt dar, die anderen TN raten, um welche Sportart es sich handelt.
- Wortkarten sortieren, z. B.
  - nach Alphabet,
  - nach Wortlänge,
  - nach Individual- und Mannschaftssportarten,
  - Ballsportarten und anderen,
  - nach Sommer- und Wintersport und jahreszeitlich neutralen Aktivitäten ...

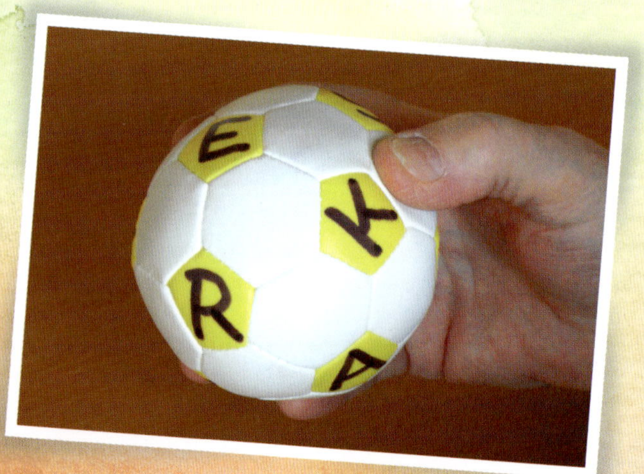

[1] Ergänzend bei Bedarf einsetzen: JASPER, Bettina M.; Das Quiz. Sport, Vincentz Network, Hannover 2014.

Sportarten nach Anfangsbuchstaben

Reihum einen Buchstabenball weiterreichen.

- Wer den Ball annimmt, schaut, auf welchen Buchstaben der Daumen zeigt und nennt eine Sportart oder Bewegung mit diesem Anfangsbuchstaben, bei „K“ z. B. Klettern oder Karate.
- Wie oben, aber die genannten Begriffe jeweils merken und wiederholen:
  - 1. TN: „In meinem Verein gibt es Leichtathletik.“
  - 2. TN: „In meinem Verein gibt es Leichtathletik und Wandern.“
  - 3. TN: „In meinem Verein gibt es Leichtathletik, Wandern und Yoga.“ ...

SportlerInnen-Roulette

5 Bildkarten, SportlerInnen-Porträts, betrachten, besprechen, Namen nennen. Sobald diese für alle TN klar erkennbar sind, Zahlenkarten 1 bis 6 sternförmig auslegen. SportlerInnnen-Porträts, verdeckt in zufälliger Folge vor den Zahlenkarten verteilen, dabei einen Platz aussparen. Die TN würfeln reihum mit dem Augenwürfel. Fällt z. B. die 3, das zugehörige Porträt aufdecken, allen zeigen und auf dem freien Platz verdeckt wieder ablegen. Gleiches Vorgehen über mehrere Runden wiederholen. War eine Karte schon einmal zu sehen, gemeinsam überlegen, welche Person sich darunter verbirgt. Kontrollieren und wieder den Platz wechseln.

Impulsfragen

- Verfolgen Sie Sport in den Medien?
  Fernsehen, Zeitung, Radio ...
- Welchen prominenten Sportler oder welche Sportlerin würden Sie gern persönlich kennenlernen?
- Ist Ihnen sportliche Leistung wichtig oder sehen Sie Bewegung eher als gesunde Freizeitgestaltung?

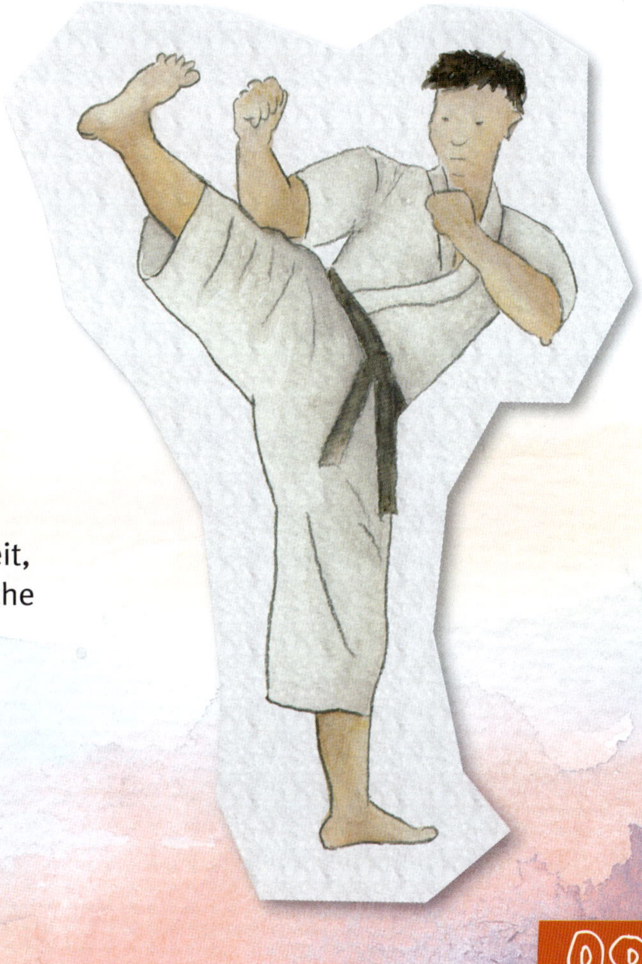

Assoziationen

Sportschau, Wettkampf, gesund, Schulsport, bewegen, Hobby, Freizeit, Leibesübungen, Turnhalle, Training, Fitness, schnell, hoch, weit, Deutscher Olympischer Sportbund, Olympische Spiele, regelmäßig, Verein, Sportabzeichen, Urkunde, Sieger, Mannschaft ...

Spielkarten Freizeit & Hobby

Einstieg

Nicht alle Menschen sind begeisterte KartenspielerInnen, aber die Mehrheit hat zumindest irgendwann im Leben Spielkarten in der Hand gehabt und mehr oder weniger nach Farben und Werten unterscheiden gelernt. Ein normales Romméspiel ist in vielen Haushalten vorhanden. Noch vor Jahrzehnten gehörte Kartenspielen zu den verbreiteten Familienaktivitäten in der freien Zeit. Es gab nicht die Vielfalt an speziellen Spielkarten, die wir heute kennen mit unterschiedlichen Blättern für jeweils ein Spiel. Damals kamen fast ausschließlich die gewöhnlichen Karten – gemeint ist das so genannte französische Blatt – mit Kreuz, Pik, Herz und Karo zum Einsatz. Mit diesen Karten lässt sich auch das Gehirn trainieren.

Material

- Für bis zu 5 TN 1 Romméspiel mit 2 x 52 Blatt, ohne Joker. Alternativ 2 Skatspiele je 32 Blatt, unterschiedliche Rückseiten, bei weniger TN oder kurzem Zeitfenster.
- Je TN 1 Blatt Papier und 1 Stift.

Fingerfertig

Je TN 5 bis 10 Spielkarten.

- Alle Karten an der Tischkante auslegen und möglichst schnell nacheinander umdrehen. Dabei nur eine Hand benutzen, beim nächsten Durchgang die andere. Mehrere Wiederholungen. Klappt es mit beiden Händen gleich gut?
- 1 Karte unter Einsatz beider Hände schnell um ihre Längsachse drehen. Richtung wechseln.
- 1 Karte mit nur einer Hand um die Längsachse drehen, beide Richtungen.
- 1 Karte durch die Finger „weben“, vorwärts und rückwärts. Wer das schafft, probiert es mit 2 Karten gleichzeitig, in jeder Hand eine.

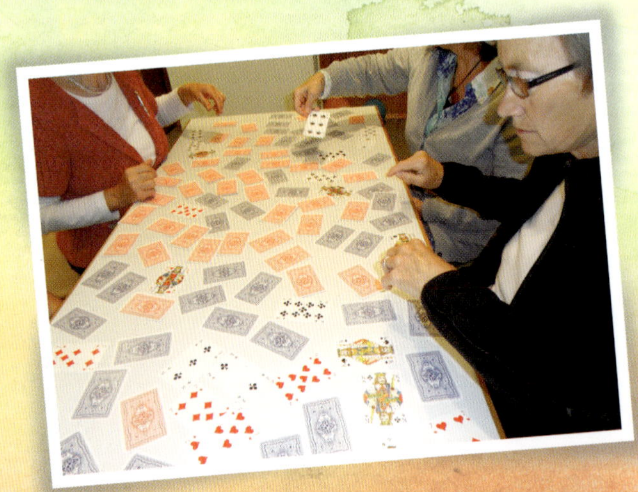

Kartentraining

- 1 Romméspiel trennen in 2 Stapel. Schnell sortieren nach blauer und roter Rückseite.
- Karten mit roter Rückseite durcheinander auf dem Tisch auslegen. Blauen Stapel verdeckt ablegen. Vom blauen Stapel jeweils 1 Karte ziehen und auf ihr Pendant legen: Kreuz As auf Kreuz As, Herz 7 auf Herz 7 ...
- Wie oben, aber Karten vom blauen Stapel unter allen TN verteilen. Alle spielen gleichzeitig und ordnen ihre Karten zu.
- Wie oben, aber bei einer roten Karte immer die rechte, bei einer schwarzen die linke Hand benutzen.
- Alle Karten, die mit blauer und die mit roter Rückseite (bei weniger Platz, kurzem Zeitfenster ... weniger Karten einsetzen, aber immer als Paare!) gut gemischt offen auf dem Tisch verteilen. Reihum decken die TN jeweils 2 Karten zu. A beginnt mit 1 Karte. B verdeckt das Gegenstück und 1 weitere Karte. So fortsetzen, bis alle Karten verdeckt liegen.
- Alle Karten liegen durcheinander verdeckt. Reihum decken die TN jeweils 1 Karte auf und lassen sie offen liegen. Sobald eine Karte aufgedeckt wird, deren Gegenstück bereits offen liegt, klatscht die TN, die dies bemerkt, auf das schon länger offen liegende Gegenstück und erhält das Kartenpaar.
- Je TN 2, 3, 4 oder 5 Karten – je nach individueller Merkspanne – als Stapel verdeckt halten. Im Sekundentakt jeweils 1 Karte kurz ansehen und verdeckt ablegen. Sofort anschließend aufschreiben, was noch in Erinnerung ist. Dabei die „Farben“, also Kreuz, Pik, Herz und Karo, nicht beachten. Also z. B. merken: Dame, 10, 4, As oder 1. Abkürzungen für die Bilder benutzen, also K für König, D für Dame usw. Nach dem Aufschreiben kontrollieren, ob die Notiz stimmt. Neue Runde mit neuen Karten.

Impulsfragen

- Welche Kartenspiele sind Ihnen vom Namen her geläufig? *Bridge, Skat, Rommé ...*
- Kennen Sie Spiele mit speziellen Karten? *Uno, Elfer raus, Halli Galli, Ligretto, Phase 10 ...*
- Sind Sie ein Zockertyp beim Kartenspiel oder sind Sie eher auf Sicherheit bedacht?

Assoziationen

Ablegen, Stich, Augen, anlegen, sammeln, mischen, geben, Talon, ziehen, Rommé, Canasta, Mau Mau, Bridge, zocken, Patience, Skat, Doppelkopf, Bakkarat, Casino, Kneipe, ablegen, Blatt, Hand, reizen, Glück, Trumpf, schummeln, zinken, teilen, abheben ...

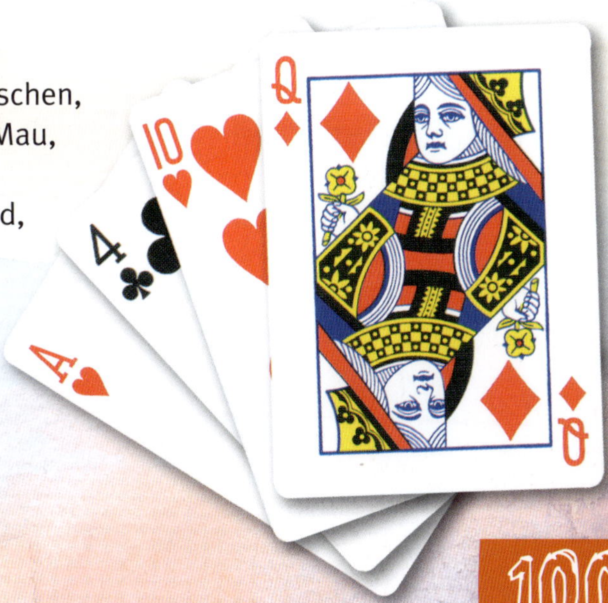

Spielfiguren Freizeit & Hobby

Einstieg

Zu vielen klassischen Gesellschaftsspielen gehören Spielfiguren. Am bekanntesten sind wohl die kegelförmigen Exemplare, die im *Mensch-ärgere-dich-nicht* oder *Halma* zu finden sind. Einige Spiele wie *Schach*, *Fang-den-Hut* oder *Mühle* hatten schon immer ihre ganz eigenen Figuren. Zunehmend kommen Spiele auf den Markt, in denen Fabelwesen, Hexen, Tiere und zum jeweiligen Thema passende Spielsteine über ein Brett bewegt werden. Im Spielverlauf gut zu merken sind große, prägnante Spielfiguren, mit passenden Namen oder Bezeichnungen betitelt.
Alle diese Spielfiguren lassen sich auch, losgelöst von ihrer eigentlichen Bestimmung, beim Gehirntraining einsetzen.

Material

- Eine Sammlung von Spielfiguren bzw. -steinen, unterschiedliche Farben und Formen.
- Zusatzmaterial, passend zu den jeweiligen Figuren, wie Mikadostäbchen, Farben- oder Augenwürfel, eventuell 1 kleine Kugel.
- Spielbretter, z. B. Dame, alternativ selbst aufgezeichnete Raster auf Papier.

Figurentransport

Nicht zu kleine Spielfigur nach unterschiedlichen Vorgaben von TN zu TN im Kreis herumgeben bzw. transportieren, z. B.

- Nur mit Daumen und Zeigefinger fassen.
- Durch einen „Parcours“ aus Spielfiguren rollen – 1 in Seiten- oder Schräglage ..., je nach Form oder 1 Kugel.
- Mit Stäbchen fassen und weiterreichen.
- Wie oben, aber per Farbenwürfel ermitteln, welche Figur aus einem Pulk jeweils mit Geschick herausgehoben werden soll (siehe Abb. rechts).

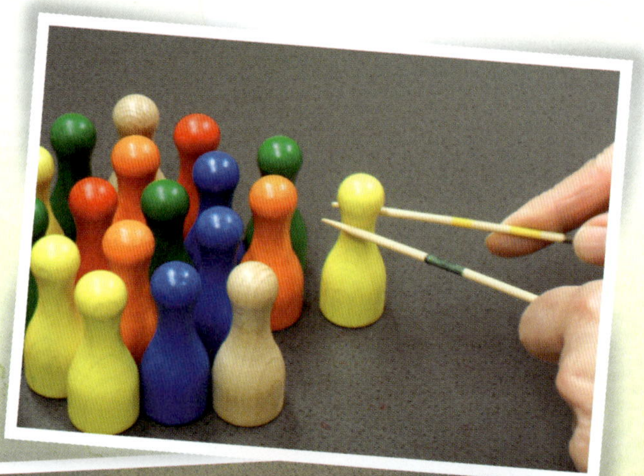

Überblick

Viele verschiedene Spielfiguren auf dem Tisch verteilen, Anzahl an TN anpassen.

- Anzahlen zuerst schätzen, dann zählen, z. B. Wie viele gelbe, kleine, große, flache, runde ... Figuren sind vorhanden?
- Sind mehr rote oder mehr blaue Figuren da? ...
- Figuren sortieren nach wechselnden Kriterien wie Größe, Farbe, Form ...

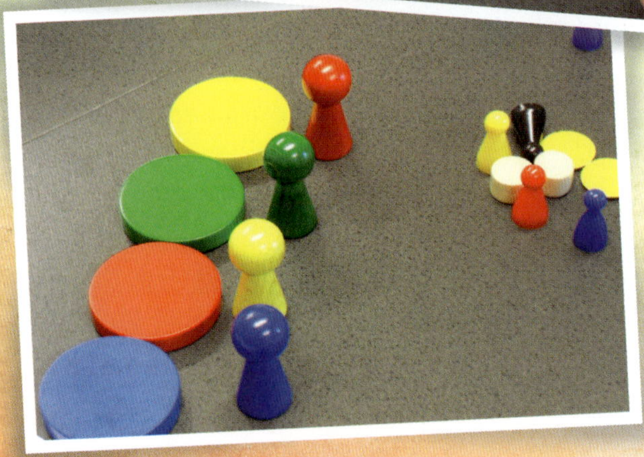

Würfeln & tippen

Mehrere Figuren in verschiedenen Farben durcheinander auf dem Tisch oder einer Unterlage verteilen.

- Mit 2 Farbwürfeln in den Farbkombinationen der Figuren gleichzeitig werfen. Beide Farben möglichst gleichzeitig antippen.
- Wie oben, aber die beiden Würfel unterscheiden sich in Größe oder Material, und es wird festgelegt, welcher für die rechte, welcher für die linke Hand gilt.

Farbreihe setzen – Geschichte erfinden

Die TN lassen sich von den vorhandenen Figuren inspirieren und erzählen gemeinsam eine Geschichte. Wer eine Idee hat, beginnt, die anderen setzen Stück für Stück fort. Bei jedem Abschnitt wird eine Figur gesetzt, z. B. „Liane mit ihren roten Haaren (rote Figur) ging an einem sonnigen Tag (gelbe Figur) zum Schwimmen (blaue Figur) ...“.
Am Ende der Geschichte die Farbreihe abdecken. Dann kurz ablenken, z. B. durch eine Geschicklichkeitsübung mit den verbliebenen Figuren, gemeinsam die Farbfolge mithilfe der Geschichte erinnern und aus gleichen Figuren nachstellen.

Drei gewinnt

Paarweise oder in 2 kleinen Teams mit Spielsteinen in 2 Farben spielen. Die Teams legen im Wechsel je 1 Stein. Es ergibt sich ein Raster mit Reihen und Spalten, an die angelegt wird (siehe Abb.).
Wem gelingt es, 3 Steine in Folge – waagerecht, senkrecht oder diagonal – zu legen? Wer hat die meisten solcher Folgen, wenn die Steine verbraucht sind?
Falls vorhanden, Spielbrett, z. B. Damebrett, als Vorlage benutzen.

Impulsfragen

- Welche Gesellschaftsspiele mit Spielfiguren haben Sie schon gespielt? *Malefiz, Halma, Mühle ...*
- Kennen Sie Schachfiguren und deren Bewegungsmöglichkeiten? *Bauer 1 Feld gerade und schräg, Läufer beliebig weit diagonal ...*
- Stellen Sie sich vor, Sie sollten jemandem, der nicht sehen kann, ein *Mensch-ärgere-dich-nicht*-Brett beschreiben. Wie sieht es aus?

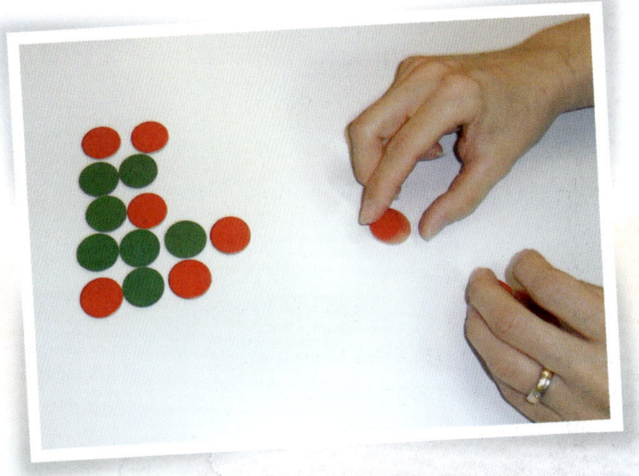

Assoziationen

Puppe, Pöppel, Männle, Kegel, Stein, Bauer, Turm, König, Dame, Springer, Läufer, ziehen, setzen, fahren, bewegen, farbig, Spielbrett, würfeln, Spielfeld, regeln, rauswerfen, springen ...

Werkzeug Freizeit & Hobby

Einstieg

Mit Werkzeug kommen Menschen im höheren Alter meist nicht mehr oft in Berührung. Aber viele kennen sich gut damit aus. Im Umgang damit können sie Kompetenzen unter Beweis stellen. Insbesondere für Männer ist der Baumarkt ein attraktives Ausflugsziel. Da wird oft das Hobby mit dem Nützlichen verbunden, wenn Heimwerker sich in ihrer Freizeit betätigen.
Ein Werkzeugkoffer bietet gute Möglichkeiten, nicht nur handwerkliche, sondern auch geistige Fähigkeiten zu trainieren.

Material

- Je TN 1 große Flügelschraube, alternativ Schraube mit Mutter.
- Schmirgelpapier, kleine Stücke, ca. 10 x 10 cm, in unterschiedlicher Körnung.
- Wimmeltablett: Viele kleine Gegenstände oder Abbildungen – einige doppelt oder mehrfach, z. B. Schrauben, Nägel, Schmirgelpapier, Muttern, Schraubendreher, Zange, Hammer, Schlüssel, Dübel, Feile ...

Schrauben drehen

Je TN 1 große Flügelschraube mehrfach auf- und zudrehen mit verschiedenen Fingern, rechte und linke Hand im Wechsel.

Von fein zu grob

Kleine Stücke Schmirgelpapier in unterschiedlicher Körnung sortieren von fein zu grob.

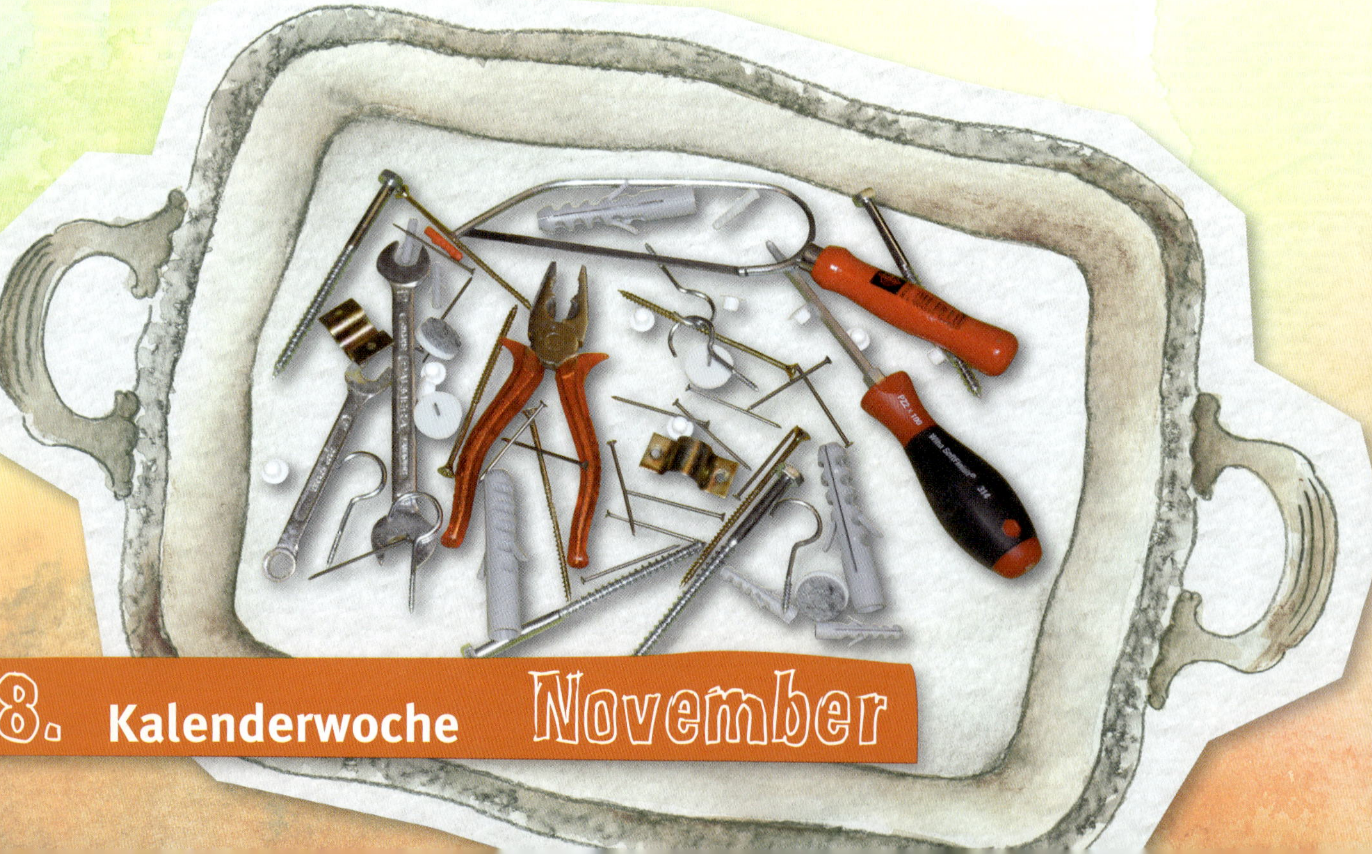

Wimmeltablett: Werkzeug

Je nach Zusammenstellung der Gegenstände unterschiedliche Aufgaben stellen, z. B.

- Anzahl sämtlicher Teile schätzen.
- Alle Teile zählen, möglichst ohne sie zu berühren.
- Anzahlen vergleichen, z. B. Sind mehr Schrauben oder mehr Nägel vorhanden? Gibt es ebenso viele Dübel wie Schrauben?
- Materialien erfragen, z. B. Wie viele Teile enthalten Holz? Welche Gegenstände sind aus Metall? Sind mehr einfarbige oder mehrfarbige Teile vorhanden? ...
- Schrauben oder Nägel sortieren – nach Größe, Kopf ...
- Paare finden mit geschlossenen Augen durch Tasten (Gefährliches vorher entfernen!): 2 gleiche Schrauben, Dübel ...
- Was hat einen Anfangsbuchstaben „Z“ ...? Dabei in verschiedenen Spielrunden auch immer wieder unterschiedliche Begriffe für den gleichen Gegenstand finden, z. B. Zange, Rohrzange, Kneifzange ...
- Kategorien bilden nach unterschiedlichen Merkmalen, z. B. Größe, Gewicht, Farbe, Material, Anfangsbuchstaben ...
- Nacheinander verschiedene Gegenstände vom Tablett mit geschlossenen Augen ertasten (Gefährliches vorher entfernen!). Dabei beide Hände nutzen, Gegenstände beschreiben, vergleichen, bei Bedarf am Ende erraten.
- AP legt Reihen von jeweils 3, 4, 5 Gegenständen, kurz betrachten lassen – je Gegenstand ca. 1 Sekunde – und sofort anschließend erinnern.

Impulsfragen

- Welche Arbeiten können für begeisterte Heimwerker in Haus und Garten anfallen? *Möbel zusammenbauen, technische Geräte reparieren, Abflüsse reinigen ...*
- Was ist alles im Baumarkt zu finden? *Eisenwaren, Rohre, Bretter, Platten, Werkzeug, Kleber, Farben, Pinsel ...*
- War oder ist der Werkzeugkasten in Ihrem Haushalt stets aufgeräumt oder liegen Nägel, Schrauben etc. durcheinander in einer großen Kiste?

Assoziationen

Handwerk, reparieren, basteln, Koffer, arbeiten, drechseln, schmirgeln, schrauben, hämmern, Fräse, Spachtel, Schlitz, Kreuz, lockern, anziehen, Bolzen, Gewinde, Bohrer, Metall, Dübel, Maschine, Wasserwaage, Kneifzange, Rohrzange, Kombizange, Stahlnägel, Holzschrauben, Öl, Hammer, Lüsterklemmen, Isolierband, Kleber, Imbusschlüssel ...

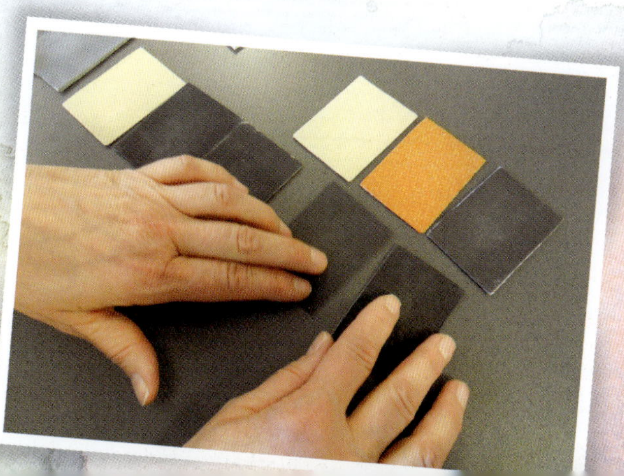

Streichhölzer Advent

Einstieg

Schon für Kinder sind Streichhölzer ein reizvolles Material. Nicht selten war dann früher der Vers zu hören: Messer, Gabel, Feuer [Schere[1]], Licht sind für kleine Kinder nicht. Als Erwachsene dürfen wir uneingeschränkt mit den Hölzchen umgehen, aber in Pflegeeinrichtungen ist Vorsicht geboten, vor allem wenn Menschen mit Demenz im Umfeld sind. Damit nicht plötzlich die Rauchmelder Alarm schlagen, sollten Streichhölzer nur im Beisein einer AP benutzt und/oder die Schwefelköpfe entfernt werden. Im Handel gibt es spezielle Bastelhölzchen ohne Kopf, die sich fürs Kopftraining eignen. Für Übungen, bei denen ein Kopf wichtig ist: Die Enden kurz in Nagellack tunken.

Material

- Je TN 1 Schachtel Streichhölzer. Für TN mit starken feinmotorischen Einschränkungen alternativ 1 Schachtel Kaminhölzer (etwas dicker und mehr als doppelte Länge).
- 1 Augenwürfel und 1 Spielfigur.

Hölzchen schätzen, zählen, greifen, ordnen ...

Den Inhalt 1 Streichholzschachtel ausschütten.

- Anzahl der Hölzchen schätzen.
- Hölzchen zählen. Dabei Strategien der TN beobachten und später besprechen: Zählen die TN die Hölzchen einzeln? Packen sie 2-er-Päckchen? Legen sie 5-er-Gruppen? ...
- Mikado: In der Gruppe reihum jeweils 1 Hölzchen aus dem Gewirr entnehmen, ohne dass die anderen wackeln.
- Hölzchen zurück in die Schachtel legen. Dabei nach Ansage nur bestimmte Fingerkombinationen benutzen: Daumen und Zeigefinger, Daumen und Mittelfinger ... Beide Hände im Wechsel benutzen.
- Wie oben, aber jeweils 1 Hölzchen mit dem Kopf nach rechts, das nächste mit dem Kopf nach links legen.
- Wie oben, aber paarweise arbeiten: 2 TN benutzen nur je 1 Finger und befördern so jedes Hölzchen gemeinsam in die Schachtel. Auch als Wettspiel durchführbar.
- Hölzchen in die Schachtel befördern. Dazu anstelle der Finger 2 Hölzchen im „Pinzettengriff" benutzen.

Turmbau

Aus Streichhölzern gemeinsam in der Gruppe oder einzeln einen möglichst hohen Turm bauen. Dazu als Basis ein Dreieck oder ein Quadrat legen. Weitere Hölzchen darüber schichten (siehe Abb.). Darauf achten, dass die Köpfe immer in die gleiche Richtung zeigen.

[1] Reim ist mündlich überliefert, daher unterschiedliche Texte.

Das Gehirntrainingsbuch, Bettina M. Jasper © Vincentz Network GmbH & Co. KG, Hannover 2015, ISBN 978-3-86630-415-4

Streichholzmaler

Paarweise oder in kleinen Gruppen:

- 1 TN legt aus Streichhölzern eine Zahl, einen Buchstaben, ein Bild. Die anderen versuchen während des Legevorgangs an Hand von möglichst wenigen Hölzchen zu erkennen, um was es sich handelt.
- 1 TN legt hinter einem Sichtschutz eine Anordnung von 2, 3, 4 ... Hölzchen (kein als Gesamtbild erkennbares Motiv, sondern einfache Kombinationen von senkrecht, waagerecht und diagonal liegenden Hölzchen). Sichtschutz für ca. 1 Sekunde je Hölzchen lüften. Die anderen TN legen nach.

Schachteln füllen und erinnern

Mehrere Streichholzschachteln mit unterschiedlichem Dekor mit den TN mit kleinen Gegenständen füllen – Bohnen, Münze, Knopf ... Schachteln mischen. Nach Ablenkung gemeinsam erinnern, was in den einzelnen enthalten ist. Kontrollieren. Neu mischen. Nächster Durchgang.

Impulsfragen

- Welche Hilfsmittel kennen Sie, um ein Feuer zu entzünden?
  Feuerzeug, Feuersteine, Kaminanzünder, Lunte, Kienspan, Holzwolle ...
- Wo überall sind offene Flammen zu finden? *Lagerfeuer, Kamin, Holzofen, Kerze, Spirituskocher ...*
- Suchen Sie Gegenstände, die in eine Streichholzschachtel passen!
  Münze, Knopf, Kiesel, Büroklammer ...

Assoziationen

Flamme, Kerze, anzünden, Reibfläche, anreißen, Welthölzer, Haushaltsware, Monopol[2], Kaminhölzer, Schachtel, Kopf, Schwefel, Feuerzeug, Lunte, Fidibus[3], Span, Feuer, Rauch, pusten, Sauerstoff ...

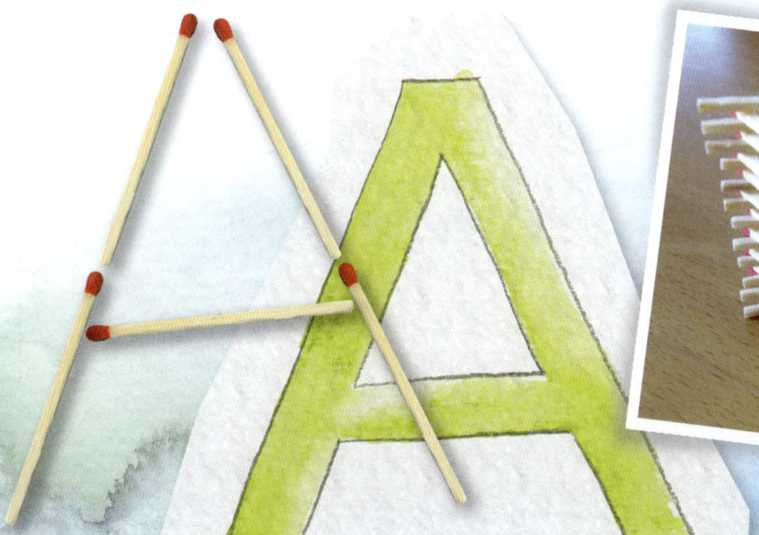

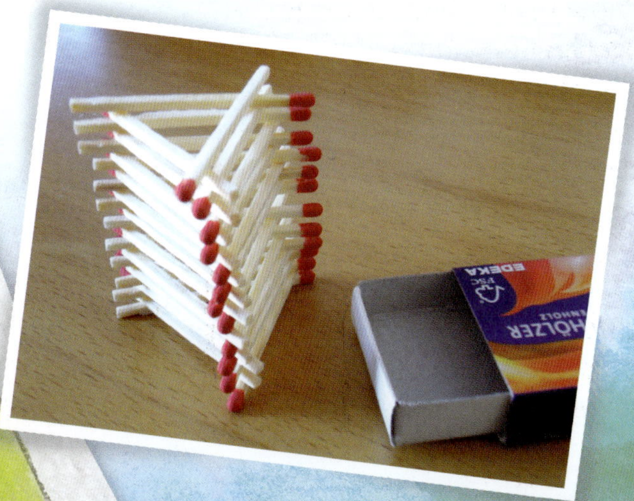

[2] Bis 1983 durfte es in Deutschland über fünf Jahrzehnte nur Streichhölzer mit der Aufschrift „Welthölzer" oder „Haushaltsware" geben. Grund war das so genannte Zündwarenmonopolgesetz.

[3] Harzreicher Holzspan oder gefalteter Papierstreifen zum Anzünden von Feuer.

Kugeln Advent

Einstieg

In der Adventszeit baumeln und glänzen überall Kugeln. Es glitzert in Gold und Silber, in metallischem Rot oder Blau. Doch die Form der Kugel begegnet uns das ganze Jahr über im Alltag. Manche schwören auf Globuli – die passenden Kügelchen gegen jede Erkrankung. Andere haben Probleme mit den Gelenken, wenn die Kugel sich nicht richtig in der Pfanne bewegt. Die nächsten verfolgen im Fernsehen einen Kugelhagel.
Passend zu den Weihnachtskugeln sind auch beim Gehirntraining Kugeln im Einsatz.

Material

- Für bis zu 5 TN 1 Satz mit nummerierten Kugeln von 1 bis 10 im Beutel, z. B. die Holzkugeln aus Kugelwohl[1]. Alternativ Tischtennisbälle, Kugeln aus Deorollern oder andere Bälle ähnlicher Größe beschriften.
- 1 Eierpappe für 10 Eier.

Handschmeichler

Je TN 2 Kugeln.

- 1 Kugel mit den Fingern 1 Hand umschließen und die Hand öffnen im Wechsel. Anfangs beide Hände abwechselnd, später gleichzeitig, synchron.
- Wie oben, aber gegengleich, d. h. eine Hand ist geöffnet, die andere umschließt die Kugel im stetigen Wechsel.
- 1 Kugel nur mit den Fingern 1 Hand drehen, rechts und links herum. Beidhändig nacheinander üben, später auch parallel.

Kugelrechnen

Je nach Anzahl und Trainingsstand der TN 2 oder mehr Kugeln langsam (!) über den Tisch einander zurollen. Wer eine Kugel annimmt, betrachtet kurz die darauf stehende Zahl und rollt die Kugel dann weiter.

- Alle TN addieren leise für sich im Kopf die Zahlen der Kugeln, die sie in der Hand hatten.
- Wie oben, aber es wird vereinbart, den Wert einer bestimmten Kugel, z. B. der 3, immer abzuziehen, statt zu addieren.

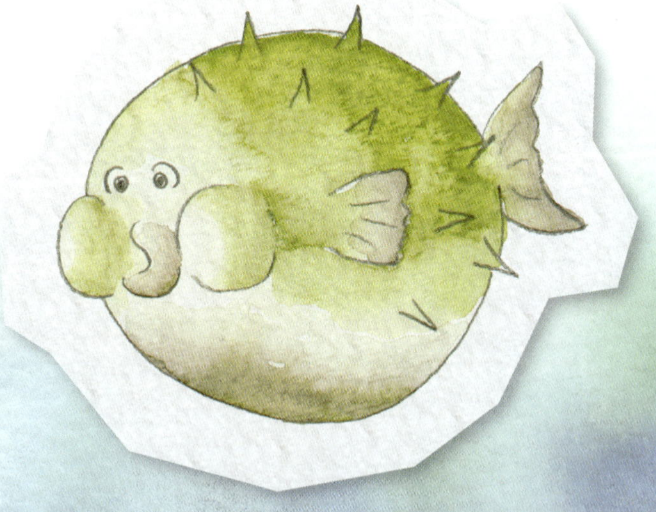

[1] FIEDLER, Petra: Kugelwohl. Vincentz Network, Hannover 2012.

Kugeln in der Eierpappe

Die 10 Kugeln durcheinander in den Mulden einer Eierpappe deponieren.

- Schnell die Zahlen zuerst in auf-, dann in absteigender Reihenfolge antippen.
- 2, 3, 4 ... Kugeln nacheinander, ca. 1 pro Sekunde, so drehen, dass die Zahl darauf nicht mehr zu lesen ist. Sofort anschließend nennen oder schreiben die TN auf, welche Zahlen „fehlen". Nach jedem Durchgang Selbstkontrolle.
- Die Zahlen auf den Kugeln bzw. deren Position in der Eierpappe genau betrachten und gut einprägen. Nach einer kurzen Ablenkung, z. B. eine Kopfrechenaufgabe, erinnern, welche Zahlenkugel wo liegt. Zu Beginn nur einen Teil der 10 Kugeln verwenden, Anzahl langsam steigern.

Assoziieren

Die TN ziehen reihum eine Kugel aus dem Beutel. Einzeln oder gemeinsam zur jeweiligen Zahl assoziieren – Wörter, Redewendungen, Bilder ...,
z. B. 1 ➜ Einsamkeit, 2 ➜ Paar, 3 ➜ Hocker, 4 ➜ Quadrat ...

Wörter mit **kugel**

Finden Sie Wörter, die vorn, in der Mitte oder am Ende -kugel- enthalten.
Eis~, Billard~, ~fisch, ~blitz, ~lager, ~schreiber, ~kopf, ~hagel ...

Impulsfragen

- Wo kommen Sie im Alltag mit Kugeln in Berührung?
  Gymnastik ➜ Ball, Nachrichten ➜ Erdkugel, Weihnachtsdekoration ➜ Christbaumkugeln ...
- Wie kann sich eine Kugel bewegen oder bewegt werden? *rollen, gleiten, drehen, schieben ...*
- Was finden Sie zum Kugeln – worüber können Sie herzhaft lachen?
  Über komische Situationen, mich selbst, einen Witz, Kabarett ...

Assoziationen

Kugelfisch, Erde, Billard, Lotto, kegeln, Kugelstoßen, ins Rollen bringen, Geometrie, Kanonenkugel, Ball, tödlich, schießen, Blei, Glas, wahrsagen, rollen, Durchmesser, Radius, eine ruhige Kugel schieben, abprallen, rund, Umfang, durchschlagen, treffen, Roulette ...

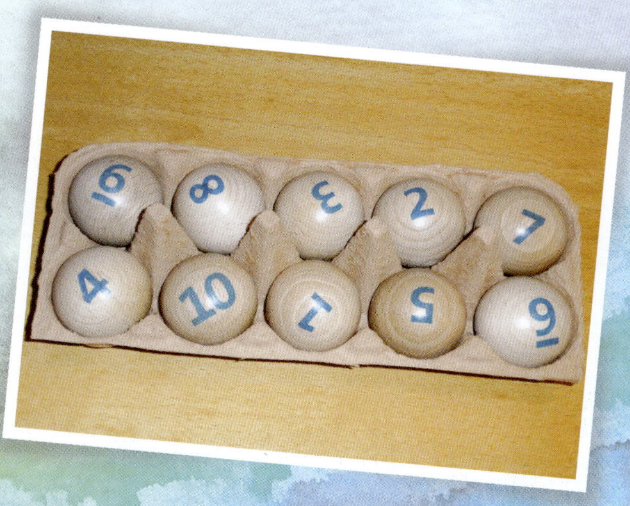

Nüsse Advent

Einstieg

„Apfel, Nuss und Mandelkern essen fromme Kinder gern." Diese Zeile aus Theodor Storms Knecht-Ruprecht-Gedicht wird in der Vorweihnachtszeit oft zitiert. Besonders alte Menschen erinnern sich häufig daran, dass sie die Verse auswendig gelernt und aufgesagt haben. Nüsse tauchen zurzeit überall auf – als Dekoration, als Zutat zur Weihnachtsbäckerei oder zum Knacken und Knabbern in gemütlicher Runde.
Die Früchte mit harter Schale und weichem Kern eignen sich außerdem hervorragend für Kopfnüsse und bringen so manches Hirn zum Rauchen. Die Walnuss eignet sich gleichzeitig als Symbol für das Gehirn und damit als Einstieg für ein paar theoretische Hintergrundinformationen für die TN.

Material

- Je TN eine Nussklapper. Selbst herstellen aus 2 Walnussschalenhälften und 1 Stück Leder oder Stoff, Kleber und Tacker (siehe Abb. Seite 111).
- 1 Beutel mit unterschiedlichen Nussarten[1], mindestens 2 Exemplare je Sorte.
- Buchstabenplättchen, z. B. Scrabble o. Ä. (Buchstaben nicht größer als 1 Walnussschale).
- Ca. 15 Walnussschalenhälften.

Nüsse schnappen

In der Tischmitte liegen mehrere Nüsse. Die AP erzählt oder liest eine Geschichte oder ein Gedicht laut vor. Sobald das Wort „Nuss" vorkommt, ergreifen alle möglichst schnell eine Nuss vom Tisch.

Grabbelsack

- Die TN greifen reihum in den Grabbelsack mit vielen unterschiedlichen Nüssen. Jeder versucht ein Paar zu finden, also 2 gleiche Exemplare durch Tasten herauszusuchen.
- Wie oben, aber die Nussart wird vorgegeben, indem die AP oder 1 TN z. B. eine Erdnuss zeigt. Wer an der Reihe ist, sucht tastend das Gegenstück im Beutel.

Nussreihen

Eine Auswahl an Nüssen liegt auf dem Tisch. Die AP legt nacheinander im Sekundentakt eine Reihe von 2, 3, 4, 5 ... verschiedenen Nüssen vor, z. B. Erdnuss – Walnuss – Haselnuss – Paranuss, und deckt diese dann zu. Die TN legen sofort anschließend eine möglichst gleiche Reihe nach.

[1] Auch Mandeln, Erdnüsse ..., die im botanischen Sinn keine Nüsse sind.

Glücksnuss: Wörter raten

Die AP oder 1 TN legt auf einem Tablett oder einer anderen Unterlage und hinter einem Sichtschutz ein Wort mit Buchstabenplättchen. Der Begriff sollte mit dem Thema Nüsse oder Advent zu tun haben. Dann jeden Buchstaben mit einer halben Walnussschale zudecken. Anschließend Sichtschutz entfernen. Nach und nach jeweils 1 Buchstaben aufdecken, das Wort raten mit möglichst wenig offenen Buchstaben. Auch als Team-Wettbewerb möglich.

Impulsfragen

- Zu bzw. in welchen Produkten lassen sich Nüsse verarbeiten? *Kuchen, Knabberwerk, Likör ...*
- Was kann in der ursprünglich schweizerischen Knabberei, dem so genannten Studentenfutter, enthalten sein? *Klassisch: nur Mandeln und Rosinen, heute auch Erdnüsse, Paranüsse, Walnüsse, Trockenobst ...*
- Beschreiben Sie ein Nussknackermännchen aus dem Erzgebirge! *Holz, geschnitzt, bunt bemalt, Zähne, Mechanik zum Nüsseknacken im Mund ...*

Assoziationen

Walnuss, knacken, hart, ranzig, Nussknacker, holzig, ölhaltig, Kern, Fleisch, Schale, Ballett[2], Frucht, Strauch, Baum, Mandel, Haselnuss, Paranuss, taub, Nussbaumholz, Werkzeug[3], Pistazie, gesalzen, Muskatnuss, Erdnuss, rösten, Pekannuss, Kokosnuss, Energie, Nusskuchen, Erzgebirge ...

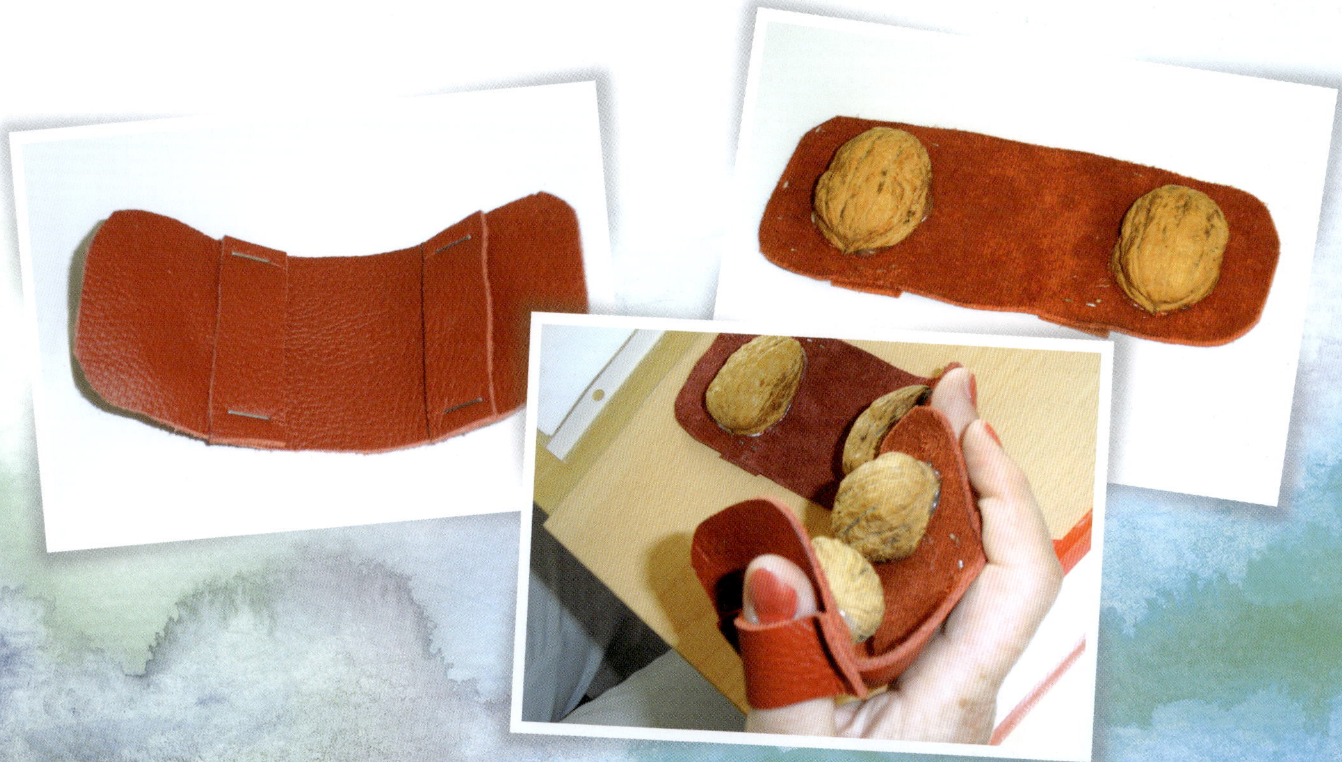

[2] Der Nussknacker, Ballett in zwei Akten von Pjotr Iljitsch Tschaikowsky.
[3] Auswechselbarer Kopf eines Steckschlüssels = Nuss.

Licht Advent

Einstieg

In der dunklen Jahreszeit stellen wir Lichter auf. In Wohnungen, an Häusern, in Gärten und in den Straßen strahlen Lichterketten und Kerzen. Die Illumination im öffentlichen Raum scheint immer heller. Weihnachtsmärkte und Lichterfeste leuchten in der Dunkelheit. Doch manchmal genügt die schlichte Flamme einer Kerze, um zur Besinnung zu kommen und den Blick für das Wesentliche zu schärfen. Licht ist so viel mehr als ein physikalisches Phänomen. Es ist ein Symbol, es wird als Quelle des Lebens betrachtet. Licht steht u. A. für Orientierung, Wärme und Hoffnung.
Licht ist auch bildhafter Ausdruck für Intelligenz. Wir haben lichte Momente oder jemand ist eine Leuchte. In diesem Sinn geht es im Gehirntraining das ganze Jahr über ums Licht.

Material

- 1 Taschenlampe.
- 20 Karten oder Zettel mit folgenden Zahlen: 10 (3x), 15 (6x), 20 (5x), 25 (4x), 40 (2x).

Dem Licht folgen

Die TN verteilen sich im Raum. Beleuchtung dimmen. Die AP leuchtet einen Punkt im Raum an. Mobile TN gehen dorthin, andere zeigen mit ausgestrecktem Arm – mal rechter mal linker Arm – auf den jeweiligen Punkt. Sind alle angekommen, geht es zum nächsten Lichtpunkt.
Am Ende gemeinsam überlegen, welche Lichtstationen in welcher Reihenfolge angeleuchtet und angegangen oder gezeigt wurden.

Lichtmaler

Die TN halten sich in einem Raum mit mindestens 1 großen, hellen Wand auf. Sobald alle TN anwesend sind, verdunkeln. Reihum nimmt jeweils 1 TN eine Taschenlampe und „schreibt" oder „malt" mit dem Lichtkegel eine Zahl, einen Buchstaben oder eine Figur auf die Wand. Die anderen raten, um was es sich handelt.

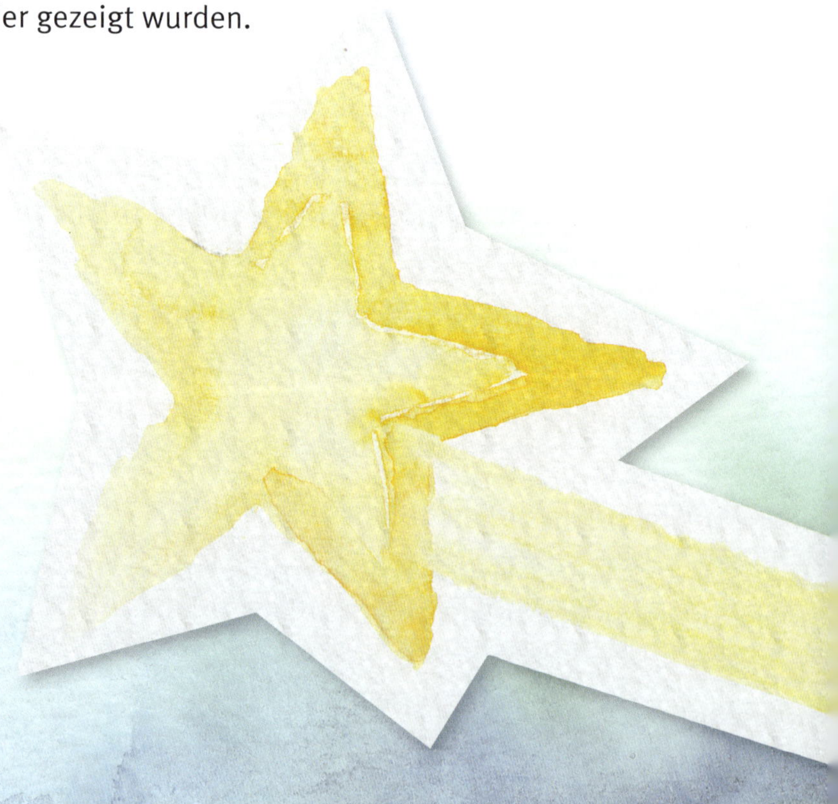

Raumbeleuchtung

Die 20 Zahlenkarten mit Werten zwischen 10 und 40 durcheinander auf dem Tisch verteilen. Es geht um möglichst gleichmäßige Ausleuchtung von 4 Räumen. Die TN stellen sich vor, die Zahlen auf den Karten sind Wattzahlen herkömmlicher Glühbirnen. Die vorhandenen Birnen sollen so auf die 4 Räume verteilt werden, dass in jedem 5 Lichtquellen mit insgesamt 100 Watt leuchten. Also die Karten so schieben und verteilen, dass 4 Gruppen von je 5 Karten entstehen, die in der Summe immer 100 ergeben.

Lösung: Raum A: 10 – 10 – 15 – 25 – 40. Raum B: 15 – 20 – 20 – 20 – 25.
Raum C: 15 – 15 – 20 – 25 – 25. Raum D: 10 – 15 – 15 – 20 – 40.
Andere Lösungen sind nicht ausgeschlossen.
Weitere Aufgaben mit den Zahlenkarten:

- Nach Wert auf- oder absteigend ordnen.
- Nach Ansage Zahlen oder Zahlenfolgen antippen.
- Kopfrechnen mit aneinandergelegten Zahlenreihen
- Zahlenreihen legen und kurz merken ...

Impulsfragen

- Wofür brauchen wir Licht? *Energie, Stoffwechsel, Orientierung, Tag-Nacht-Rhythmus, Stimmung ...*
- Was außer Decken- und Wandleuchten sorgt für Helligkeit? *Kerze, Öllampe, Gaslaterne, Taschenlampe, Glut, Scheinwerfer ...*
- In welchen Redensarten kommt Licht vor? *Das ~ am Ende des Tunnels; das ~ scheuen; etwas ans ~ bringen; jemanden hinters ~ führen; das ~ der Welt erblicken ...*
- Welche Lichtquellen gibt es in dem Zimmer, in dem Sie sich am meisten aufhalten?

Assoziationen

Kerze, Feuer, leuchten, Energie, hell, Lampe, scheinen, Flamme, einschalten, strahlen, anknipsen, Glühbirne, dunkel, Schatten, Lux, Watt, Schein, Laser, löschen, Wärme, Sonne, Mond, Schnee, Finsternis, grell, fahl, ultraviolett, Rotlicht, Prisma, brennen, Mariä Lichtmess, brechen, Glanzlicht, Laterne ...

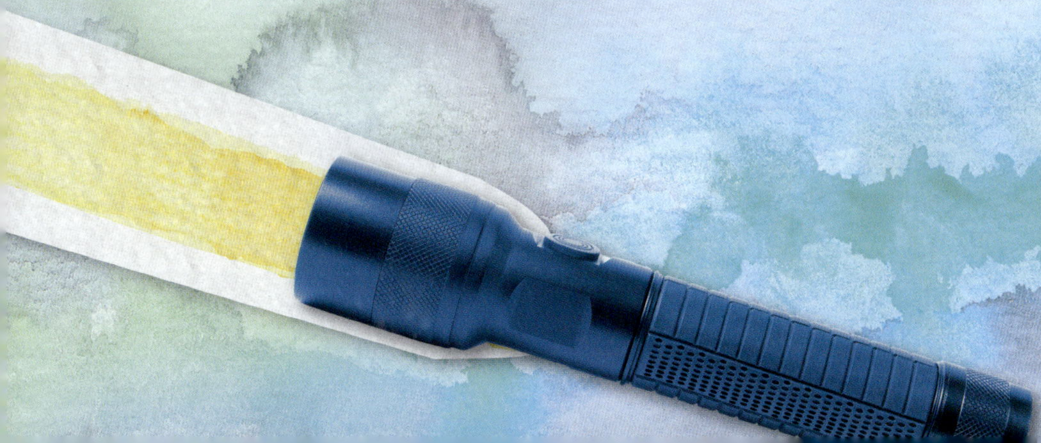

A bis Z – Hinweise für die Praxis

Abkürzungen

Im Text dieses Buchs tauchen im Hinblick auf leichtere Lesbarkeit regelmäßig zwei Abkürzungen auf:

- AP = Anleitende Person.
  Hauptberufliche Mitarbeiterinnen und Mitarbeiter aus Pflege oder Alltagsbegleitung können die Beispiele ebenso umsetzen wie ehrenamtlich Tätige. Es ist davon auszugehen, dass nicht alle, die Gehirntraining anbieten, eine spezielle Ausbildung dafür haben.
- TN = Teilnehmerin bzw. Teilnehmer.
  Damit sind vorrangig Bewohnerinnen und Bewohner im Pflegeheim gemeint. Selbstverständlich können auch alte Menschen andernorts – in der eigenen Wohnung, im betreuten Wohnen, in der Tagespflege usw. geistig trainieren und so die TN sein.

Sprechen Sie als AP gegenüber Ihren TN immer Begriffe vollständig aus. Das sorgt für inhaltliche Klarheit und besseres Verständnis.

Ablenkung

Bei Übungen für das Gedächtnis (siehe dazu auch ➜ Basis-Lern-Geschwindigkeit, S. 116), wenn es um Merkfähigkeit über einen längeren Zeitraum geht, ist es wichtig, auf kurze Ablenkung zwischen dem Einspeichern und Abrufen von Informationen zu achten. Ohne eine kurze Unterbrechung bleiben Inhalte lediglich im Arbeitsgedächtnis und können nach einer längeren Pause nicht mehr erinnert werden. Ähnliches geschieht bei unbeabsichtigter Ablenkung, wenn wir bei einer Tätigkeit unterbrochen werden.
Deshalb: Gegenstände, Wörter, Zahlen ... intensiv einspeichern. Dann eine kurze Ablenkung, z. B. (rückwärts) buchstabieren, rechnen, bewegen ... und anschließend die Inhalte abrufen. Bei der Ablenkung sollten alle TN aktiv sein, um stetiges Wiederholen in Gedanken zu vermeiden.

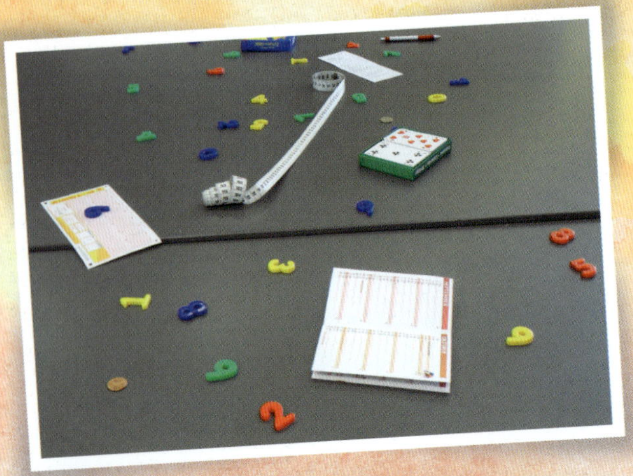

Anleiten

Als AP haben Sie eine Schlüsselrolle. Sie wecken Interesse, machen Mut, motivieren, unterstützen, begleiten, geben Tipps. Sie erspüren, was Ihre TN brauchen und können, was sie üben sollten. Sie sind Partnerin oder Partner und vermeiden geschickt, was nach Besserwisserei oder Belehrung aussieht. Sie arbeiten planvoll und geben ganz nebenbei Hintergrundinformationen.

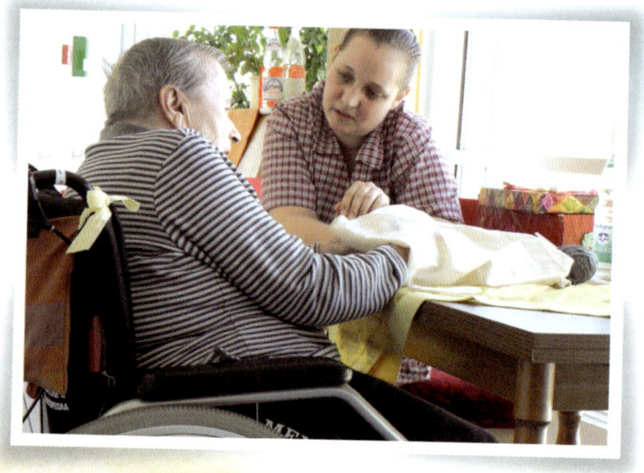

Anschauungsmaterial

Zusätzlich zu den zwingend für das Gehirntraining benötigten Utensilien können Sie weiteres Material einsetzen. Das ist besonders dann sinnvoll, wenn der Zeitrahmen weit gesteckt ist oder demenziell erkrankte TN dabei sind, die so dem Gespräch leichter folgen können. Doch auch in sehr kurzen Aktivierungseinheiten mit orientierten TN gibt Anschauungsmaterial wertvolle Impulse.
Günstig ist, Gegenstände aus dem Besitz der TN einzubeziehen. So sind die Eigentümer beinahe automatisch aktiv, stellen die Stücke vor, erzählen etwas dazu.
Sie können z. B. mit Briefpapier, Füllhalter, Tintenfass und Notizblock ins Thema Schreiben einstimmen. Wanduhr, Armbanduhr und Wecker geben Impulse beim Thema Uhren. Doch Vorsicht – die Menge gut abstimmen und die Einheit nicht überfrachten! Das geistige Training sollte der Mittelpunkt bleiben und nicht vor lauter Material in den Hintergrund treten.

Arbeitsblätter

In den Praxiskapiteln dieses Buchs sind nur wenige Arbeitsblätter vorgesehen, die Sie – wenn möglich gemeinsam mit den TN – erstellen können. Wie bereits an anderer Stelle erwähnt, gibt es in der Literatur wie im Internet eine Flut von Arbeitsblättern in allen Variationen, mit unterschiedlichen Trainingsschwerpunkten und Themen. Solche Blätter stehen teils sogar kostenfrei zum Download im Internet. Für Papiere, die Sie selbst erstellen, sollten Sie einige Punkte berücksichtigen, z. B.:

- Klar und übersichtlich gestalten.
- Unifarbenes Papier verwenden (nicht kariert, liniert, rautiert, mit Wasserzeichen ...).
- Leicht lesbare Schriften benutzen, d. h.
  - ausreichende Strichstärke,
  - breit laufende Schriften,
  - ausreichende Größe,
  - gut lesbare Druckfarben,
  - weißer oder gelber Untergrund ...
- Bei Gestaltung mit Zeitungsausschnitten oder Bildern
  - überflüssige Informationen entfernen,
  - auf eindeutige Bilder achten.

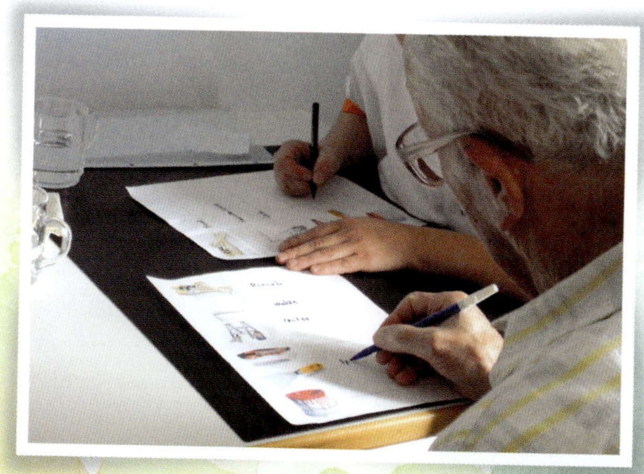

Arbeitsgedächtnis

Das Arbeitsgedächtnis ist die zentrale Organisationseinheit für die Alltagsbewältigung. Hier findet alles Denken, Planen und Entscheiden statt. In älteren Theorien wurde weitgehend gleichbedeutend der Begriff Kurzzeitgedächtnis verwendet.

Das Arbeitsgedächtnis sollte im Mittelpunkt des Gehirntrainings stehen. Seine Kapazität wird bestimmt von Informations-Verarbeitungs-Geschwindigkeit (siehe S. 122) und Merkspanne (siehe S. 126). Hier laufen Informationen zusammen, werden vorübergehend gespeichert, miteinander abgeglichen und bearbeitet. Das Arbeitsgedächtnis wird bei jedem Satz benötigt, den wir hören, sprechen oder lesen. Um die Wörter in ihren Zusammenhang zu stellen und zu verstehen, müssen wir sie verfügbar haben und zuordnen können.
Trainieren lässt sich das Arbeitsgedächtnis durch Übungen für Informations-Verarbeitungs-Geschwindigkeit und Merkspanne – jeweils getrennt oder in Kombination, z. B. durcheinander liegende Zahlen von 1 bis 25 in aufsteigender Reihenfolge antippen. Bauen Sie möglichst in jede Ihrer Trainingseinheiten Übungen für das Arbeitsgedächtnis ein!

Arbeitsplatz

Sorgen Sie für einen aufgeräumten Arbeitsplatz beim Training. Dekoration ist nur dann sinnvoll, wenn sie zum Thema passt. Wichtig:

- Einfarbiger Untergrund, (möglichst keine Tischdecke!) Schreibunterlage.
- Störende Informationen bzw. Gegenstände vom Tisch entfernen.
- Genügend Platz, auch für Bewegungsübungen.
- Bei einer Einzelaktivierung sitzen Sie als AP mit Ihren TN am Tisch über Eck, um Konfrontation zu vermeiden und unkompliziert Unterstützung geben zu können, wenn nötig. Falls möglich, wählen Sie den Platz rechts vom TN. Damit aktivieren Sie vorrangig die linke Hirnhälfte.

Assoziieren

Am Ende jedes Praxiskapitels finden Sie unsystematisch zusammengestellte Begriffe zum jeweiligen Thema.
Sie dienen als Impulse, falls über das eigentliche Training hinaus Zeit für Gespräch ist.
Im Übrigen ist das Assoziieren – das freie Spinnen von Gedanken – eine gute Übung, die Sie gemeinsam mit den

TN durchführen können, auch als Einstieg in ein Thema. Sie trainieren damit Kreativität und Wortfindung und nehmen Ängste, denn hier gibt es kein Richtig oder Falsch. Jeder sagt, was ihm oder ihr einfällt. Je nach Zeitrahmen können Sie solche Assoziationen auch visualisieren (siehe S. 131).

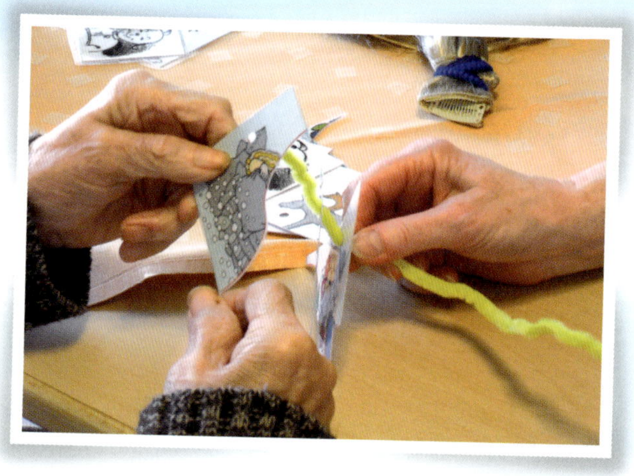

Aufbau

Beginnen Sie jede Einheit mit einem kurzen Einstieg ins Thema. Impulse dazu finden Sie jeweils am Kapitelanfang. Im Anschluss bringen Sie die grauen Zellen mit Bewegung in Schwung. Das kann eine Fingerübung sein, ein Ballspiel oder für mobile TN das Fortbewegen von A nach B. Lassen Sie dann das Material betrachten. Danach folgen Training der Informations-Verarbeitungs-Geschwindigkeit und der Merkspanne. Weitere Aufgaben, z. B. zur Wahrnehmung, Wortfindung, Kreativität ... können Sie zwischendurch einstreuen oder ans Ende setzen. Am Schluss stehen Abschlussgespräch, kurze Rückmeldung der TN und von Ihnen ein Ausblick auf die nächste Trainingseinheit. Kurz:

- Einstieg und Überblick über Geplantes.
- Bewegung.
- Informations-Verarbeitungs-Geschwindigkeit.
- Merkspanne (oder eine Übung fürs Arbeitsgedächtnis, bei der beide Grundfunktionen gefordert sind).
- Weitere Aktivitäten.
- Ausklang, Feedback, Zusammenfassung, Ausblick.

Schaffen Sie bei regelmäßigem Training Rituale durch immer gleiche oder ähnliche Struktur der Einheiten bei sich ändernden Aufgaben.

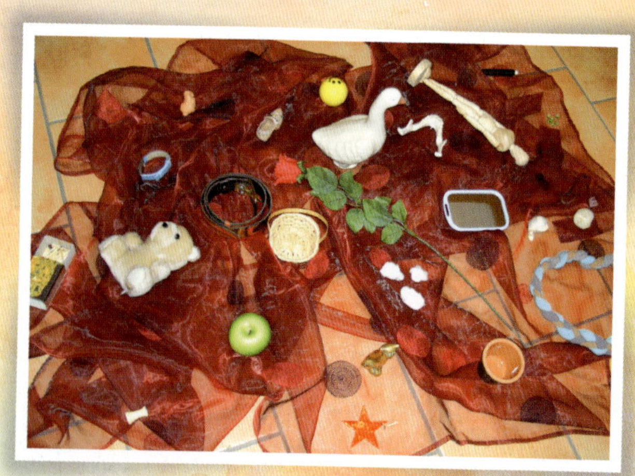

Aufräumen

Räumen Sie immer gemeinsam mit den TN auf. Das zeigt erstens, dass nicht das Ergebnis einer Aktivität zählt, sondern das Tun und ist zweitens ein Stück Wertschätzung des Geschafften. Wer selbst Geschriebenes auswischt, Gebautes abräumt oder Zusammengesetztes wieder in Einzelteile zerlegt, schließt damit eine Tätigkeit ab.

Basis-Lern-Geschwindigkeit

Eine Grundfunktion des Gehirns, die Eingangsstufe zum Langzeitgedächtnis. Sie wird definiert als die Menge an Information, die in einer Zeiteinheit eingespeichert und wieder abgerufen werden kann. Wir benötigen sie zum Wissenserwerb, speichern das, was wir lange im Gedächtnis (siehe S. 120) behalten wollen.
Beim hirngesunden Menschen bleibt sie bis ins hohe Alter weitgehend störungsfrei erhalten. So erinnern sich alte Menschen oft an Ereignisse aus der Kindheit, in der Schulzeit gelernte Gedichte. Sie können ohne Schwierigkeiten Sprichworte vervollständigen, die sie in der Jugend gelernt haben. Das Training dieser Funktion ist eher die Kür als die Pflicht im regelmäßigen Trainingsprogramm. Der Sinn derartiger Aufgaben liegt vorrangig darin, den TN Kompetenzgefühl zu geben. Setzen Sie sie vor allem dann ein, wenn Sie TN mit einer anderen Übung überfordert haben. Trainiert wird durch Einspeichern von Informationen, z. B. Wortlisten oder eine Reihe von Gegenständen, die nach kurzer Ablenkung (siehe S. 114) später wieder abgerufen werden sollen. Dabei sollten Sie auf mögliche Strategien hinweisen und für gezielte Ablenkung sorgen, an der sich alle TN aktiv beteiligen.

Begründungen

Geben Sie Ihren TN Begründungen für die Aktivitäten, z. B. „Diese Fingerübung bringt die Durchblutung des Gehirns in Schwung. Danach fällt es leichter, sich etwas zu merken." Finden Sie Beispiele für Alltagssituationen, in denen eine bestimmte Aufgabe die Situation der TN erleichtert, z. B. „Das Arbeitsgedächtnis (siehe S. 115) wird gebraucht, um im Gespräch schnell das richtige Wort abzurufen." Solche und ähnliche Begründungen zeigen Ihrem Gegenüber, dass es ernst genommen wird. Darüber hinaus nehmen sie den Trainingseinheiten den Charakter belangloser „Spielchen". Begründen Sie Aktivitäten auch beim x-ten Mal! „Sie wissen ja, was mit dieser Übung trainiert wird ..." Wissen die TN es tatsächlich, beschert ihnen das ein Erfolgserlebnis. Andernfalls werden sie durch die erneute Erläuterung erinnert.

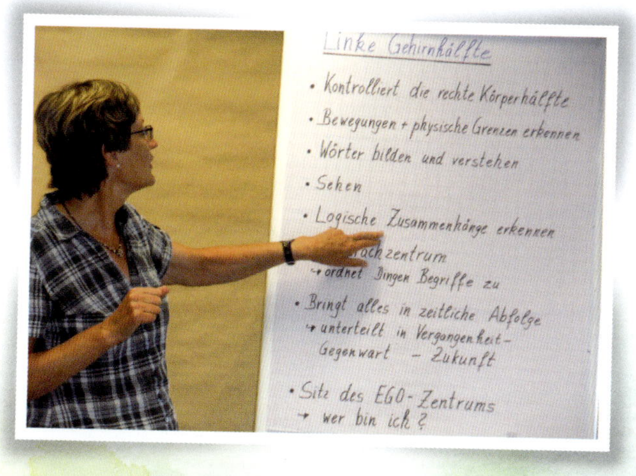

Beispiele

Gehen Sie beim Einführen neuer Übungsarten selbst mit einem Beispiel voran. Das erspart lange und wortreiche Erklärungen. Machen Sie die ersten Durchgänge für eine Aufgabe oder ein Spiel gemeinsam auf Zuruf. Das gilt auch, wenn anscheinend schon alle verstanden haben, um was es geht!

Beobachten

Als AP beobachten Sie Ihre TN unauffällig. Sie beteiligen sich an den Übungen, haben das gleiche Trainingsmaterial wie die TN und sind – zumindest scheinbar – auf die Aufgabe konzentriert. Das nimmt den TN das Gefühl, kontrolliert zu werden. Geistiges Training im Beisein einer anderen Person entwickelt sonst leicht den Charakter einer Prüfungssituation, der sich kein Mensch gern aussetzt. Deshalb: Partnerschaftlich miteinander umgehen, mitmachen, Rollen tauschen (siehe S. 128).
Stellen Sie fest, dass ein TN mit der gestellten Aufgabe nicht zurechtkommt, greifen Sie ein, ohne die Person bloßzustellen. Unterbrechen Sie, schaffen Sie „Blitzableiter" (siehe S. 118), unterstützen Sie oder verändern Sie die Aufgabe.

Bewegung

Sie ist aus heutiger Sicht unerlässlich für das Gehirntraining. Wer die Hirnleistung erhalten oder verbessern will, könnte theoretisch auf geistiges Training sogar komplett verzichten, wenn er oder sie sich stattdessen gezielt und regelmäßig bewegt. Ideal ist die Kombination von Bewegen und Gehirntraining – nacheinander oder gleichzeitig, indem Bewegungsaufgaben mit geistigen Anforderungen verknüpft werden. Deshalb sollte mindestens am Beginn jeder Gehirntrainingseinheit eine Bewegungssequenz stehen.
Die Auswahl der Übungen hängt von der Mobilität der TN ab, die sich durch Training verbessern kann! Im Übrigen sind nach heutigen Erkenntnissen vor allem drei Bereiche wichtig:

- Ausdauer → für schnelleres Verarbeiten von Information ...
- Koordination → für die räumliche Orientierung ...
- Doppelaufgaben (gleichzeitig eine Bewegungs- und eine Denkaufgabe lösen) → für mehr Sicherheit im Alltag.[1]

Lassen Sie die TN Bewegungsaufgaben in der Fortbewegung oder im Stand (falls nötig, mit Haltemöglichkeit) erledigen und nur dann im Sitzen, wenn nicht anders möglich.

[1] Mehr Information dazu liefern z. B. die folgenden Buchtitel, siehe Publikationen S. 135:
• Bewegen – Trainieren – Denken • Brainfitness • Gehirntraining durch Bewegung.

Blitzableiter

Ziel des Gehirntrainings ist, Ressourcen der TN optimal zu nutzen und Fähigkeiten zu erhalten oder zu verbessern.
Es geht darum, den TN ihre Kompetenzen aufzuzeigen, sie Erfolge spüren zu lassen. Dazu ist es nötig, an Grenzen zu gehen. Das birgt die Gefahr, gelegentlich mit einer Aufgabe zu überfordern. In solchen Situationen ist es sinnvoll, „Blitzableiter“ zu schaffen, die TN von einer als Misserfolg empfundenen Aktivität abzulenken, um sie anschließend wieder in die Erfolgsspur zu führen.
Zum Entspannen solcher Situationen eignen sich vor allem Trinken oder Bewegen. „Das war anstrengend. Lassen Sie uns darauf erst einmal einen Schluck trinken.“ Mit einer anschließenden Joker-Aufgabe (siehe S. 122) lässt sich die Atmosphäre meist wieder zum Positiven wenden.

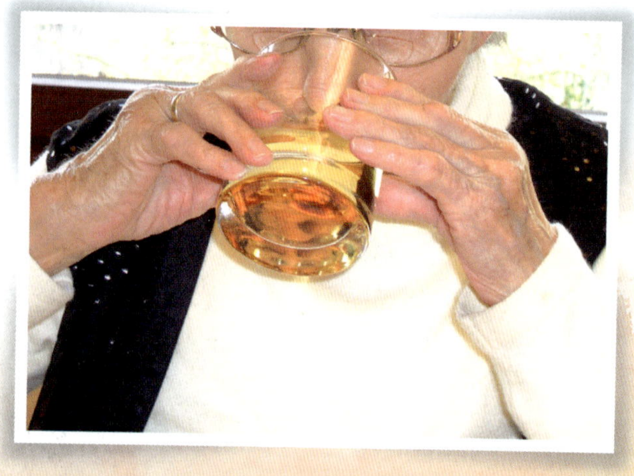

Demenz

Menschen mit Demenz können und sollen an Gehirntrainingsangeboten teilnehmen. Die in diesem Buch dargestellten Praxisvorschläge sind zum Teil gut mit Betroffenen durchführbar. Jedoch sind sie nicht in erster Linie an dieser Zielgruppe ausgerichtet. Spezielle Therapieangebote für Menschen mit Demenz sollten nur entsprechend ausgebildete Fachkräfte durchführen. Daher wird hier nicht besonders darauf eingegangen.
In einer Gruppe bringen sich Menschen mit Demenz beim geistigen Training häufig ein und ernten Anerkennung von Anderen, wenn sie mit ihren Beiträgen verblüffen. Vertrauen Sie Ihrem Gespür, wie Sie Betroffene einbeziehen und ihnen Erfolgserlebnisse ermöglichen können.[2]

Differenzieren

Der Schwierigkeitsgrad von Aufgaben ist nicht nur objektiv zu beurteilen. Er wird individuell unterschiedlich eingeschätzt. Kommt die eine scheinbar spielend mit Zahlen zurecht, hat der andere seine Talente im Umgang mit Sprache. Einzelne punkten mit kreativen Ideen, andere zeigen ihr Können bei der Bewegung oder beim räumlichen Denken.
Nicht immer müssen alle die gleichen Aufgaben lösen. Geben Sie unterschiedliches Material, z .B. wechselnd nach dem Prinzip A – B – A – B ... Eine zusätzliche Möglichkeit ist, Aufgaben in der Menge zu dosieren. So erhalten z. B. alle A-TN ein gleiches Bild als Puzzle und alle B-TN ebenfalls ein gleiches, anderes Motiv. Dabei ist die Anzahl der Puzzleteile individuell verschieden. Das lässt sich begründen mit Sehfähigkeit oder schlicht dem vorhandenen Material.

Einstieg

Unabhängig vom Zeitrahmen sollten Sie dem Training immer einen kurzen Einstieg voranstellen. Dazu können Sie die Texte des jeweiligen Praxiskapitels als Anregung nutzen, die Begriffe unter dem Stichwort Assoziationen am Ende oder, falls vorhanden, Ihr Anschauungsmaterial. Oft lässt sich aus dem Anschauungsmaterial das Thema erraten. Das ist dann gleich die erste Übung.

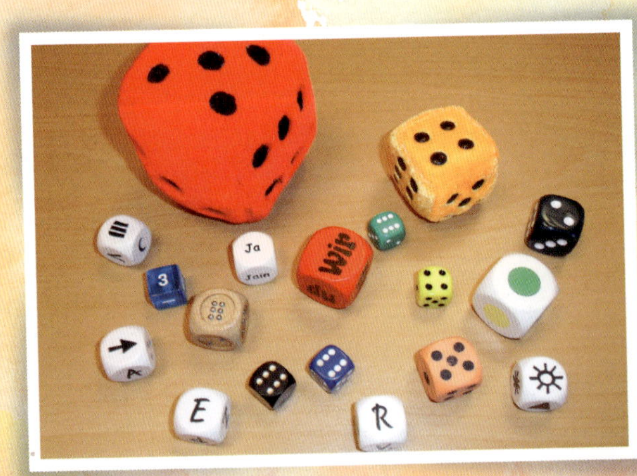

[2] Mehr Information dazu im Buchtitel, siehe Publikationen S. 135: Menschen mit Demenz bewegen.

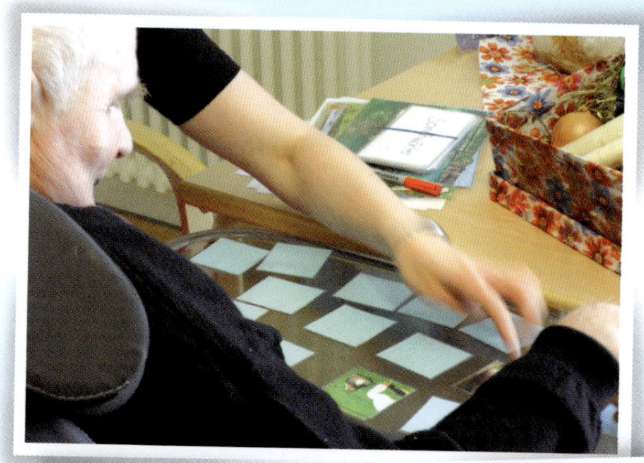

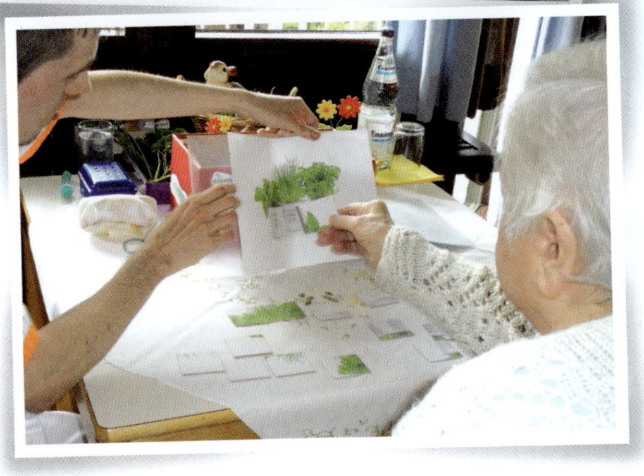

Einzelaktivierung

Die Aufgaben sind in den Kapiteln meist neutral beschrieben, das heißt ohne konkrete Angabe zur Anzahl der TN. In fast allen Kapiteln gibt es eine Reihe von Übungen, die sowohl von einzelnen TN als auch gemeinsam in einer Gruppe (siehe S. 121) ausgeführt werden können. Sie können also jedes Thema wahlweise als Einzel- oder Gruppenaktivierung umsetzen.
Für TN, die neu mit dem Training beginnen, ist es manchmal sinnvoll, in kurzen Einzelaktivierungen den Grundstein für spätere Beteiligung an einer Gruppe zu legen. Andere trainieren dauerhaft besser und gezielter in einer Zweiersituation mit Ihnen als AP. Wer sich in einer Gruppe nicht äußern mag oder mit seinen kognitiven Fähigkeiten deutlich unter dem durchschnittlichen Niveau einer Gruppe liegt, fühlt sich womöglich wohler und kann effektiver üben in einer zehnminütigen Einzelaktivierung. Die meisten Aufgaben im Praxisteil sind auch einzeln bzw. als Partnerübung mit Ihnen als AP durchführbar.

Entscheidungen

Je älter und pflegebedürftiger Menschen werden, desto mehr Entscheidungen werden ihnen – meist gut gemeint – abgenommen. Lassen Sie die TN im Gehirntraining wie im Alltag so viele Entscheidungen treffen wie möglich!
Das gilt z. B. für die Auswahl von Bewegungsmaterialien oder Schreibgeräten: „Möchten Sie den blauen Ball oder den gelben?“ „Schreiben Sie lieber mit dem roten Stift oder mit dem grünen?“

Erfolg

Positive Erfahrungen sind wichtig für Stimmung und Motivation. Ob Ihre TN Erfolg haben, hängt weniger von deren Leistung ab, als vielmehr davon, wie gut es Ihnen gelingt, die Aufgaben an deren Fähigkeiten und Tagesform anzupassen. Machen Sie vor allem Erfolge sichtbar, selbst wenn sie noch so gering sind. Lernen Sie, auch kleinste Fortschritte der TN zu erkennen.

Feedback

Am Ende jeder Trainingseinheit sollte ein kurzer Rückblick, eine Zusammenfassung oder eine Stellungnahme der TN stehen. „An was erinnern Sie sich?“ „Was erzählen Sie zu Hause über unser heutiges Training?“ „Was war für Sie ganz persönlich heute die wichtigste Erfahrung?“ Solche Fragen geben Ihnen mehr Information als „Hat Ihnen das Training gefallen?“ Manches Mal werden Sie erstaunt sein über die Antworten der TN.

Fehler

Erst wenn Fehler auftauchen, sind wir Menschen an unserer Leistungsgrenze angelangt. In diesem Sinn sind sie im Training – anders als im Alltag – wichtig und positiv zu werten. Wer alle Aufgaben vollständig und richtig löst, ist anscheinend noch nicht an seiner ganz persönlichen Grenze angekommen, könnte sich noch mehr fordern. Bringen Sie diese Sichtweise von Fehlern Ihren TN nahe. Pflegen Sie eine Fehlerkultur. Zeigen Sie, dass auch Ihnen Fehler unterlaufen und freuen Sie sich gemeinsam, dass Sie so das richtige Anforderungsniveau finden.

Folien

Beim Umgang mit Arbeitsblättern ist es oft sinnvoll, Folien in Form von Prospekthüllen einzusetzen. Schieben Sie das Blatt in die Hülle und arbeiten Sie mit wasserlöslichen Folienstiften. Das ist zunächst ungewohnt in der Handhabung, kommt aber besonders alten Menschen mit motorischen Einschränkungen entgegen. Ein Folienstift gleitet leicht über das Arbeitsblatt. Nach Gebrauch lassen sich Eintragungen mit feuchtem Lappen abwischen, und das Blatt kann wieder verwendet werden.

Fragen

Stellen Sie offene Fragen, die mehrere Lösungen ermöglichen, z. B.

- „Wie fühlt sich dieser Gegenstand an?“ bei einer Tastübung anstatt „Was ist das?“
- „Kennt jemand diese Pflanze?“ bei der Betrachtung eines Bildes anstatt „Wie heißt diese Pflanze?“
- „Hat jemand eine Idee, wie das Wort heißen könnte?“ beim Auflösen eines Buchstabensalats anstatt „Wie lautet das Lösungswort?“

Es sagt sich leichter „nein“ auf die Frage „kennen Sie ...?“ als „weiß ich nicht“ als Antwort auf eine Wissensfrage!

Fremdbewertung

Lassen Sie TN ausschließlich selbst beurteilen, ob sie mit ihrer Leistung zufrieden sind. Der Aufforderung, Ergebnisse einzuschätzen, sollten Sie möglichst nicht nachkommen. Machen Sie Erfolge sichtbar, ohne ein Urteil abzugeben. Selbst eine positive Bewertung kann problematisch werden, wenn sie bei einer nächsten Trainingseinheit mit veränderter Leistung ausbleibt.

Freude

Im Gehirntraining haben trotz aller Ernsthaftigkeit Freude und Spaß ihren Platz. Achten Sie darauf, dass die TN sich wohlfühlen und miteinander lachen können. Hier geht es trotz aller Anstrengung um vergnüglich-unterhaltsames Training und dadurch Erhalten oder Verbessern der persönlichen Leistung (siehe S. 124).

Gedächtnis

Im Gedächtnis werden Inhalte langfristig gespeichert. Die dort abgelegten Informationen können Ergebnisse von bewussten oder unbewussten Lernprozessen sein. Die Kapazität des Gedächtnisses ist nach heutigem Kenntnisstand unbegrenzt.
Menschen, die über Gedächtnisprobleme klagen, haben in der Regel eigentlich Schwierigkeiten mit dem Abruf, also mit der Leistungsfähigkeit des Arbeitsgedächtnisses. Fällt jemandem ein Name, ein Datum oder der Ort nicht ein, an den er oder sie sich erinnern will, folgt auf einen entsprechenden Tipp oft ein „Aha-Erlebnis“. Dieses Wiedererkennen ist ein Signal dafür, dass die Information im Gedächtnis vorhanden war. Ansonsten wäre den Betreffenden die Information völlig neu.
Deshalb ist es vor allem wichtig, das Arbeitsgedächtnis (siehe S. 115) zu trainieren. Das sollten Sie als AP immer wieder verdeutlichen, damit für die TN der Zusammenhang zwischen den Übungen und ihrem Alltag verständlich wird. Gleichzeitig ist es für einige TN interessant, beim Gehirntraining Neues zu erfahren, zu lernen und ihrem Gedächtnis weitere Inhalte hinzuzufügen. Nutzen Sie die Impulsfragen für Gespräche, in denen TN ihr Wissen anbringen, sich gegenseitig und Ihnen als AP Neues vermitteln können. So sind sie Expertinnen und Experten für Zeitgeschichte und können womöglich Ihnen berichten, was es z. B. mit dem Zündwarenmonopolgesetz auf sich hatte.

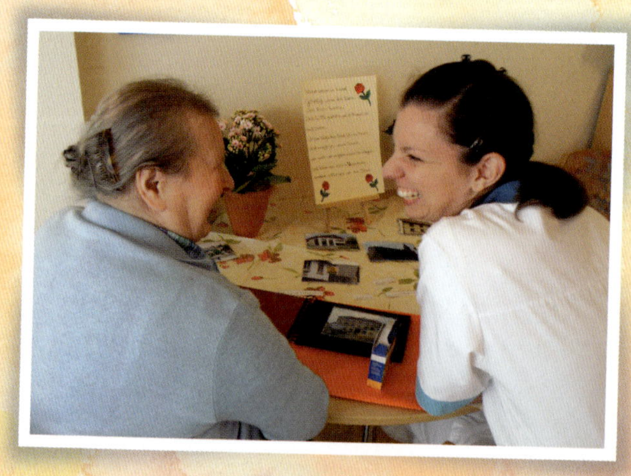

Gehirn

Es macht im Durchschnitt nur zwei Prozent des Körpergewichts aus und steuert trotzdem problemlos sämtliche Funktionen des Körpers. Es begleitet uns ein Lebens lang, ist quasi unser Zentrum oder die Ich-Zentrale.
Millionen Kilometer von Nervenbahnen, eine unglaubliche Anzahl an Neuronen, Nervenfasern und Verbindungen wirken auf engstem Raum zusammen. Jeden Tag verbraucht es 17 Prozent der gesamten Energie. Das entspricht etwa dem, was in zwei großen Bananen steckt.
Es ist Zentrum allen Denkens und Ort sämtlicher Entscheidungen. In Bruchteilen einer Sekunde beschließt es, was wir mögen, was uns schmeckt oder was wir tun wollen.
Bei all dem ist es ungeheuer schnell. Es kann Informationen mit einer Geschwindigkeit von über 400 Stundenkilometern – das entspricht der Höchstgeschwindigkeit eines ICE – weiterleiten. Ein solches Tempo gilt jedoch nur für hoch trainierte Gehirne. Im höheren Alter verlangsamen sich diese Prozesse. Doch mit gezieltem Training lässt sich gegensteuern.

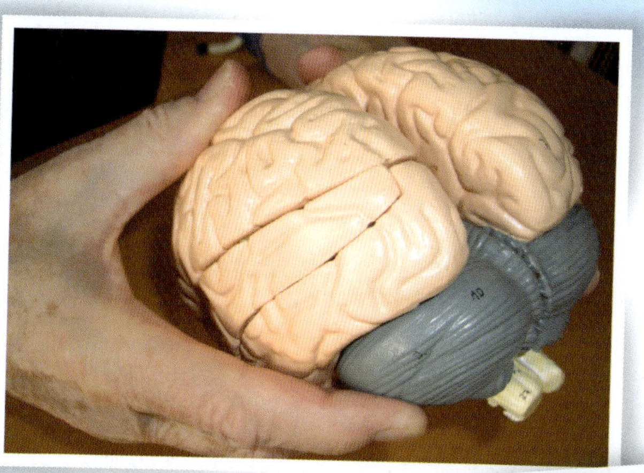

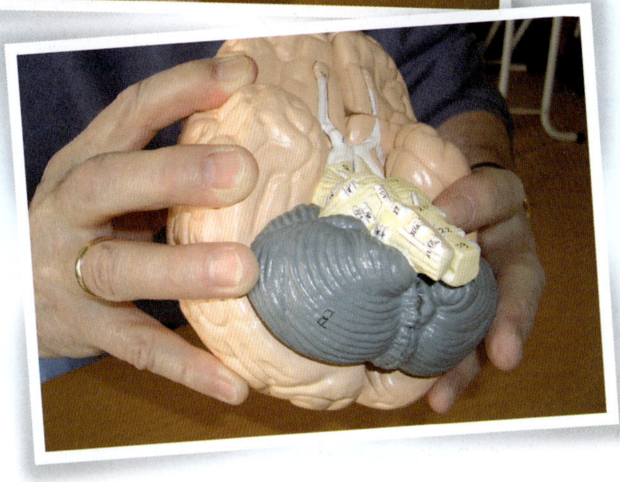

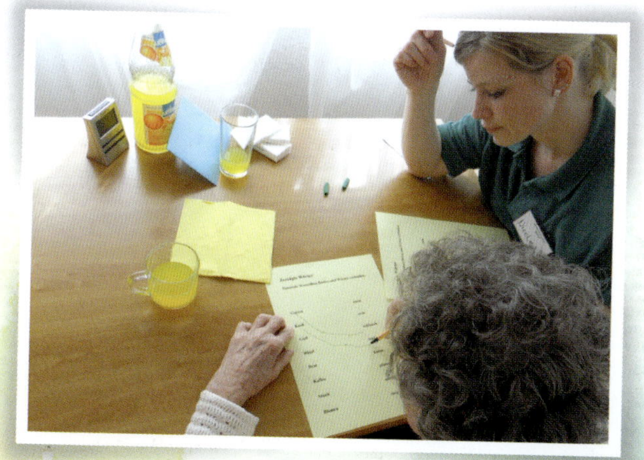

Getränk

Sorgen Sie beim Gehirntraining immer für Getränke (Mineralwasser, Saftschorle, Kräutertee). Das dient nicht nur der Flüssigkeitszufuhr, sondern gemeinsames Trinken kann schwierige Situationen entschärfen und manchmal „Blitzableiter“ (siehe S. 118) sein. Selbstverständlich trinken Sie als AP mit – das gehört zum Ritual, und schon aus Höflichkeit wird kaum jemand einen Schluck verweigern, wenn Sie das Glas erheben und auf eine gelungene Übung, die bewältigte Anstrengung ... trinken. Suchen Sie entsprechende Anlässe!

Gruppe

Wie bereits unter dem Stichwort Einzelaktivierung erläutert, können die dargestellten Aktivitäten meist wahlweise mit einzelnen TN oder in der Gruppe durchgeführt werden. Achten Sie in der Gruppe darauf, dass der Gemeinschaftsaspekt im Vordergrund steht. Die TN sollten üben, aufeinander Rücksicht zu nehmen und zu respektieren, dass sie die Aufgaben, ihren jeweiligen Ressourcen entsprechend, unterschiedlich ausführen.
Die Anzahl der Personen in einer Gruppe ist abhängig von kognitiver Leistungsfähigkeit und Mobilität der TN, ebenso wie von räumlicher Situation und Zeitrahmen. Günstig ist, in kleinen Gruppen zu üben, insbesondere zu Beginn. Bei geübten und körperlich fitten TN kann die Gruppe bis zu 12 oder 15 TN umfassen. Im Übrigen sind Klein- und Kleinstgruppen zu bevorzugen (siehe S. 123).

Ideen

Greifen Sie Ideen der TN auf. Die Materialien inspirieren häufig zum Experimentieren. Initiativen zu beobachten und wertzuschätzen ist wichtige Aufgabe für Sie als AP. „Eine tolle Idee, was Frau X gerade macht. Das können wir alle ausprobieren ...“ Selbst wenn es sich um eine Übung handelt, die Sie ohnehin in Ihrem Programm vorgesehen hatten, lassen Sie sie einfach als Vorschlag von Frau X stehen. Das gibt ihr ein gutes Gefühl und ist für Sie kein Aufwand.

Informations-Verarbeitungs-Geschwindigkeit

Sie ist eine Grundfunktion des Gehirns und bestimmt zusammen mit der Merkspanne die Kapazität des Arbeitsgedächtnisses (siehe S. 115). Definiert wird die Informations-Verarbeitungs-Geschwindigkeit als Zeitraum, der benötigt wird, um Informationen wahrzunehmen, zu erkennen, zu denken und in Handeln umzusetzen. Diese Fähigkeit benötigen wir im Alltag, um (schnelle) Entscheidungen zu treffen und aktuelle Probleme zu lösen, bei denen wir nicht auf Erfahrungen zurückgreifen können.
Mit zunehmendem Alter verlangsamen sich solche Prozesse. Umso wichtiger, dieser Entwicklung mit Training entgegenzuwirken. Wer trainiert, kann die Leistungsfähigkeit aus früheren Lebensphasen erhalten oder sogar verbessern.
Geübt wird die Informations-Verarbeitungs-Geschwindigkeit immer dann, wenn (schnelle) Entscheidungen zwischen zwei oder mehr Möglichkeiten gefordert sind, z. B. bei

- Sortieraufgaben – Karten nach wechselnden Merkmalen ordnen (nach Symbol, Farbe, Übereinstimmung von Zeichen ...),
- Antippen von Zahlen, Buchstaben, Gegenständen ... auf Ansage
- Durchstreichübungen (Zahlen-, Buchstaben-, Symbolmuster usw.),
- Bewegungen, die – abhängig von wechselnden Vorgaben – unterschiedlich erfolgen (blauen Ball an nächsten Nachbarn weitergeben, roten an übernächsten ...) usw.

Sie ist außerdem zu beeinflussen durch Ausdauertraining.

Das Training der Informations-Verarbeitungs-Geschwindigkeit gehört zum Pflichtprogramm eines zielgerichteten Gehirntrainings. Setzen Sie solche Übungen nach der Bewegung immer an den Anfang einer Einheit. Lassen Sie den TN genügend Zeit zum Umsetzen der Aufgaben.

Joker

Halten Sie beim Gehirntraining stets mindestens einen Joker bereit. Damit ist nicht etwa eine Spielkarte gemeint, sondern eine Übung, die entweder den TN oder Ihnen aus einer unangenehmen Situation hilft.
Für Sie als AP ist der Joker wichtig im Sinn einer Reserveübung, wenn die TN die Aufgaben schneller bewältigen als vorgesehen oder wenn eine von Ihnen geplante Übung bei den TN nicht ankommt.
Für die TN ist ein Joker wichtig, um ihnen einen Erfolg zu bescheren, wenn bei den eigentlich vorgesehenen Aktivitäten dazu keine Gelegenheit war.
Wählen Sie dafür eine Übung, von der Sie sicher wissen, dass Ihre TN sie beherrschen und gut bewältigen können. Was sich als Joker eignet, ist individuell verschieden. Bei hochaltrigen TN sind es häufig Sprichworte, die ergänzt werden. Für manche, z. B. TN mit Migrationshintergrund, sind die jedoch völlig ungeeignet. Da kann vielleicht eine Rechen- oder eine Bewegungsaufgabe diesen Zweck erfüllen.

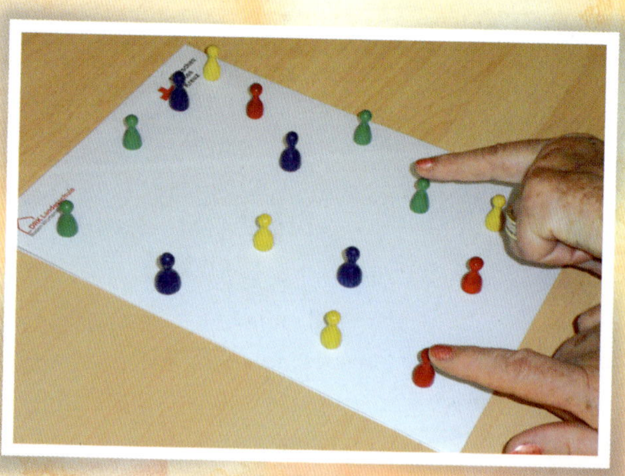

Kimspiele

Der Begriff wird zwar im Buch nicht verwendet, die Übungen sind aber in der Altenpflege und im Gehirntraining weit verbreitet. Es handelt sich dabei um Spiele zum Training der Sinneswahrnehmung. Über verschiedene Wahrnehmungssysteme werden Informationen bearbeitet, z. B.:

- Mehrere Gegenstände ausgiebig betrachten, nach einer Ablenkung erinnern oder erkennen, was fehlt oder hinzugefügt wurde ...
- Gegenstände betasten und beschreiben, erkennen, zuordnen ...
- Gerüche beschreiben und erkennen ...

Solche Übungen machen den TN meist viel Freude. Der Effekt liegt vornehmlich im Bereich der Wahrnehmung. Die Auswirkungen auf das Gedächtnis sind zu vernachlässigen.

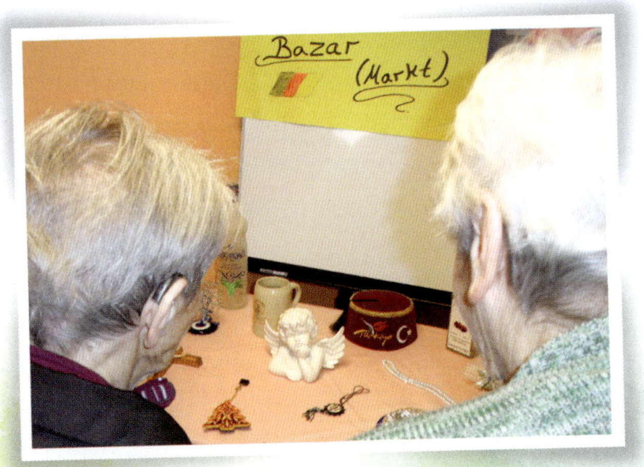

Kleingruppe

In der Altenpflege sind Kleingruppen meist die günstigste Organisationsform für Aktivierungsangebote. Beim Gehirntraining sind 4 bis 6 TN ideal für gezieltes Training. Das ermöglicht Ihnen als AP, die Kommunikation zu fördern, Gemeinschaftsgefühl zu entwickeln, miteinander Spaß zu haben und gleichzeitig auf individuelle Bedürfnisse einzugehen und Unterstützung zu geben.

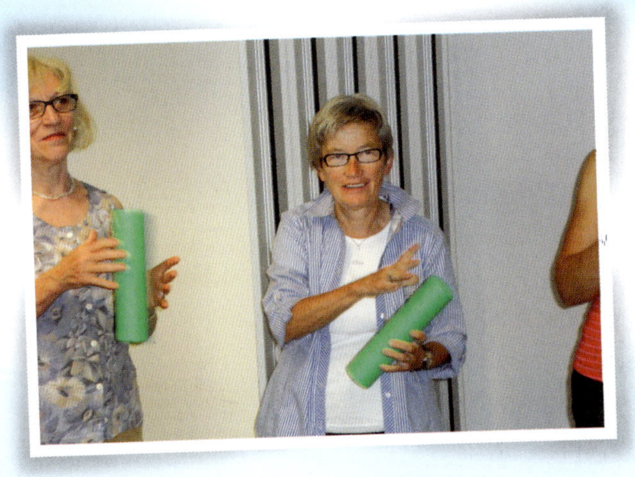

Kleinstgruppe

Zunehmend wird die Kleinstgruppe in der Altenpflege entdeckt. Gemeint sind gemeinsame Aktivitäten mit 2 bis 3 TN. Diese Organisationsform eignet sich vor allem für TN, die viel Unterstützung benötigen. Sie ist aber auch günstig, wenn nur kleine Zeitfenster zur Verfügung stehen oder die Bewohner eines Doppelzimmers gemeinsam trainieren möchten. In der ambulanten Betreuung treffen sich gelegentlich 2 TN benachbarter Wohnungen, um gemeinsam zu üben.

Kommunikation

Die Kommunikation zwischen Ihnen als AP und TN bei der Einzelaktivierung bzw. der TN untereinander in der Gruppe ist wichtiger Bestandteil des Trainings. Lassen Sie die TN ausdrücken, was sie sehen oder spüren, wie es ihnen mit den Aufgaben ergeht. Geben Sie Impulse für geistige Auseinandersetzung mit dem Thema. So können die TN Erfahrungen und Kompetenzen einbringen. Das schafft Erfolgserlebnisse. Miteinander überlegen, sprechen, diskutieren, das hat oft über die Einheit hinausreichende Wirkungen. TN beschäftigen sich anschließend weiter mit dem Thema, erzählen Verwandten, schlagen nach, überlegen. Im Übrigen trainieren die TN im Gespräch Wortfindung, Wortflexibilität, Sprachflüssigkeit, Satzbau ...
Achten Sie darauf, dass in einer Einheit alle TN mindestens einmal zu Wort kommen. Stellen Sie Fragen allgemein in die Runde oder kreuz und quer. So vermeiden Sie den Stress, der beim Reihum-Fragen bei den TN entsteht: „Gleich bin ich an der Reihe ...“.

Kompetenzen

Entdecken Sie die Fähigkeiten Ihrer TN. Trotz mancher Einschränkungen im körperlichen oder kognitiven Bereich sind bei jedem Menschen unterschiedliche Fähigkeiten vorhanden, die den Betreffenden oft selbst nicht mehr bewusst sind oder die sie nicht als Kompetenzen einschätzen. Die eine kann gut zuhören, der Nächste ist fit im Kopfrechnen und andere verfügen über enorme Fantasie.
Geben Sie durch immer andere Aufgabenstellung Ihren TN Gelegenheit, die eigenen Kompetenzen und Talente herauszufinden. Das fördert Selbstwertgefühl und Motivation.

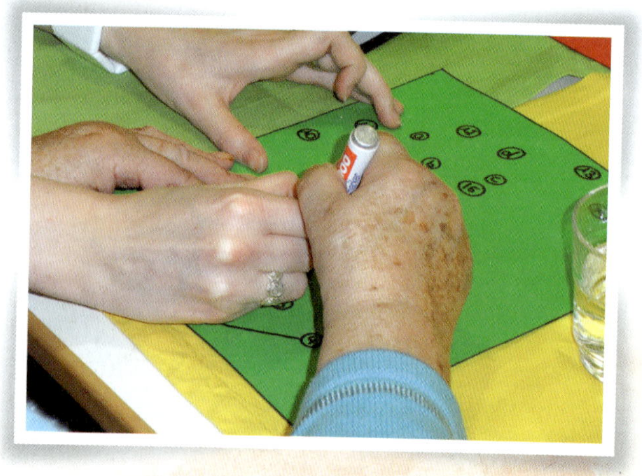

Korrigieren

Sie leiten an und geben Impulse, Beispiele und Tipps. Dabei sind Sie weder Lehrerin noch Therapeut. Das heißt, wenn jemand eine Übung anders ausführt, als Sie das erwartet hatten, muss das deswegen nicht falsch sein. Regen Sie in einem solchen Fall an, dass diese TN sich selbst beobachten, womöglich vergleichen, welche unterschiedlichen Lösungsmöglichkeiten andere für dieselbe Aufgabe gefunden haben. Greifen Sie abweichende Lösungen als Ideen, als Variation der eigenen Planung auf und stellen Sie die positiv heraus.
Ist die Ausführung auf eine bestimmte Art wichtig, suchen Sie den Fehler bei sich, nicht bei den TN. „Ich glaube, ich habe nicht deutlich gezeigt, worauf es mir ankommt ...“ oder „Überprüfen Sie alle noch einmal, ob Sie wirklich die blauen Karten auf die roten gelegt haben ...“ Sind nur einzelne TN betroffen, ist es geschickt die Betreffenden um Unterstützung zu bitten: „Darf ich Sie bitten, die Übung mit mir zusammen noch einmal für alle genau zu zeigen?“ Und dann führen Sie mit deren Einverständnis die Aufgabe gemeinsam noch einmal für alle vor. Vermeiden Sie Situationen, in denen TN sich gegenseitig korrigieren.

Kreativität

Lassen Sie Ihrer eigenen Kreativität und der der TN freien Lauf. Sehen Sie sich nach Themen um, die Sie fürs Gehirntraining aufbereiten können. Halten Sie Ausschau nach Impulsen und Materialien in Ihrer Umgebung, die sich immer anders nutzen lassen, um alte Menschen geistig in Schwung zu bringen. Bestimmt fallen Ihnen mit ein bisschen Erfahrung im Umgang mit diesem Gehirntrainingsbuch selbst genügend Beispiele ein, um diese Art der Aktivierung fortzusetzen.

Laminieren

Kärtchen und Arbeitspapiere, die Sie häufig einsetzen, können Sie laminieren und mit wasserlöslichen Folienstiften beschriften. Dann lassen sie sich problemlos reinigen und sind immer hygienisch einwandfrei.
Falls Sie große Laminate zerschneiden zu kleineren Kärtchen, achten Sie unbedingt darauf, Ecken abzurunden. Andernfalls besteht enorme Verletzungsgefahr an den scharfen Kanten.

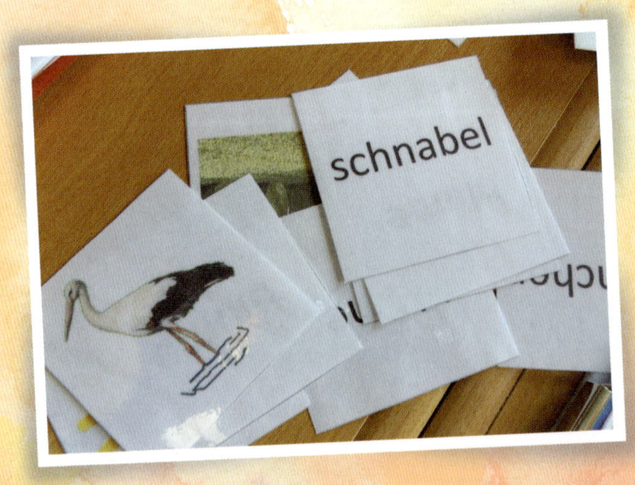

Langzeitplanung

Planen Sie möglichst für längere Zeiträume, d. h. mehrere Wochen bis zu drei Monaten. Das betrifft die grobe Themenplanung und die Festlegung der Trainingsschwerpunkte. Konkrete Aktivitäten können Sie in der Regel nur zeitnah vorbereiten, da die Fähigkeiten der TN krankheitsbedingten Schwankungen unterliegen und außerdem die Tagesform wechselt.
Die 12 Monatsthemen hier im Buch geben Orientierung und fügen sich in den Jahreszyklus ein. Selbstverständlich können Sie andere thematische Ausrichtungen suchen, Aktivitäten neu zuordnen. Wichtig ist, überhaupt eine solche Planung zu haben. Das erleichtert Ihnen die Vorbereitung, denn mit einem Thema im Kopf finden Sie überall im Alltag Anregungen und entdecken Material, das zu Ihrer Planung passt. Ideen laufen Ihnen quasi zufällig über den Weg. Bereiten Sie dagegen erst kurz vor der Trainingseinheit vor, ist es oft schwierig, Passendes zu finden.
Für die TN ist das Wissen „In diesem Monat geht es um Gemüse“ ein roter Faden. Gleichzeitig animiert es die alten Menschen, in ihrem Alltag gleichfalls auf alles zu achten, was in diesem Zusammenhang interessant sein könnte. So erzielen Sie eine Langzeitwirkung mit nur kurzen Trainingseinheiten.

Leistung

Beim Gehirntraining geht es durchaus um Leistung. Dabei steht die persönliche Leistung im Mittelpunkt, nicht absolute im Vergleich mit anderen. Vermitteln Sie den TN, dass die Leistung darin liegt, sich anzustrengen, nicht in einem bestimmten Ergebnis.
Verdeutlichen Sie, dass der Wert des Trainings im Tun, im Probieren liegt und nicht im Können. Ein Motto kann sein „Nicht können müssen, sondern üben wollen.“ Es ist wirksamer, sich neuen Anforderungen zu stellen – auch mit dem Risiko von Misserfolgen –, als nur Gekonntes immer wieder zu praktizieren.

Löschen

Alten Menschen fällt es oft schwer, direkt nacheinander zwei unterschiedliche Aufgaben mit gleichem Material auszuführen. Ist eine Aktivität verstanden, wird sie häufig stereotyp weiter ausgeübt.
Setzen Sie in solchen Situationen auf gezielte Unterbrechung, indem Sie zum Löschen zu einer Bewegungsübung auffordern oder gemeinsam einen Schluck trinken. Meist ist danach die neue Aufgabe kein Problem mehr.

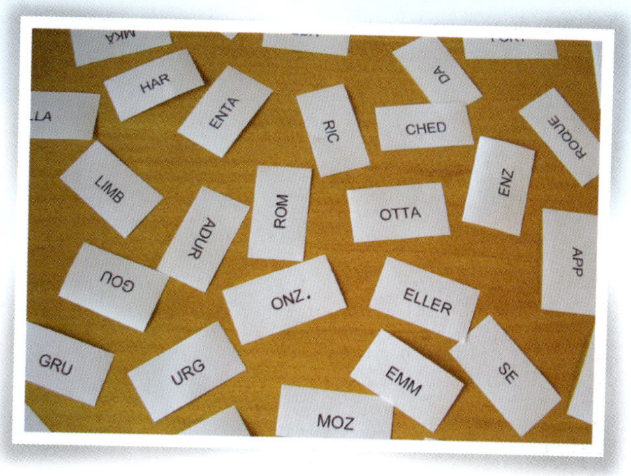

Lösungen

Viele TN sind im Gehirntraining stark lösungsorientiert, möchten Ergebnisse vergleichen, Lösungen wissen, sich nach Vorgaben richten. Versuchen Sie, diesen Wünschen nicht nachzugeben. Besprechen Sie nach Durchführung einer Übung, wie es den TN damit ergangen ist, statt Ergebnisse zu vergleichen. Erläutern Sie, dass es im Training auf das Tun ankommt, nicht auf richtige Lösungen. Wer nach intensivem Nachdenken eine andere als die erwartete Lösung für eine Aufgabe findet, hat oft mehr für seine Hirnleistung erreicht als jemand, der dieselbe Übung problemlos schnell und „richtig“ bewältigt hat.
Bieten Sie Aufgaben ergebnisoffen an. Geben Sie Hinweise wie „Üben Sie maximal X Minuten.“ oder „ ... bis ich Stopp sage.“ Geben Sie denjenigen, die länger brauchen und eine Übung später allein durchführen möchten, die Möglichkeit dazu und besprechen Sie, wenn überhaupt, Ergebnisse erst in der folgenden Trainingseinheit.

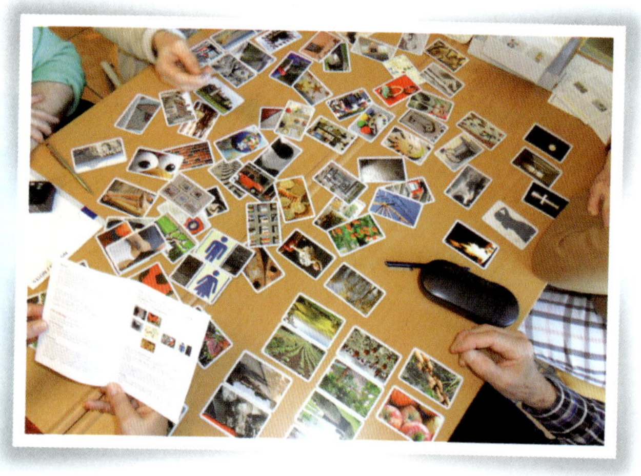

Lustaufgaben

Für den Erfolg ist es – nicht nur – beim Gehirntraining wichtig, regelmäßig zu üben. Deshalb ist es günstig, wenn die TN auch außerhalb der offiziellen und von Ihnen als AP begleiteten Einheiten üben. Geben sie daher am Ende jeder Trainingseinheit eine Lustaufgabe. Wer Lust und Zeit hat, erledigt sie, wer nicht, lässt es bleiben. Wählen Sie eine Übung, deren Regeln bekannt sind, die bereits zu einem anderen Thema gemeinsam durchgeführt wurde. Lustaufgabe kann auch sein, zu einem neuen Thema Assoziationen aufzuschreiben oder Anschauungsmaterial zu suchen und zur nächsten Stunde mitzubringen. Das schafft gleichzeitig Motivation, beim nächsten Mal wieder dabei zu sein und die eigenen Ideen vorzustellen.

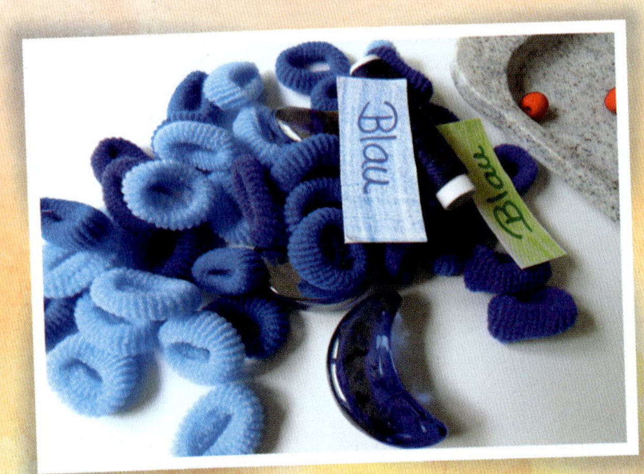

Material

Sammeln Sie nach und nach spezielles Material. Zu Beginn können Sie vor allem Alltagsgegenstände nutzen und allmählich Weiteres selbst herstellen, auf Flohmärkten etc. kaufen ... Vieles ist ohnehin in Altenpflegeeinrichtungen vorhanden und wird in anderen Zusammenhängen genutzt. Sinnvoll sind:

- Zahlen bzw. Ziffern & Buchstaben (Karten, Plättchen, Holz, Kunststoff, Moosgummi ...).
- Bilder & Symbole (Memorykarten, Postkarten, Kalenderblätter ...). Auf erwachsenengerechte Bildauswahl achten!
- Natur- & Alltagsmaterialien (Kieselsteine, Kastanien, Zweige, Flaschendeckel, Schraubdeckel von Gläsern, Korken, Knöpfe, Schrauben, Schnüre, Stoffsäckchen ...).
- Würfel – Augen~, Ziffern~, Buchstaben~, Farbenwürfel ... aus unterschiedlichen Materialien und in mehreren Größen.
- Verlagsspiele, Spielkarten.
- Bewegungsmaterialien wie Luftballons, Bälle, Tücher, Schwämme ...
- Spielbretter und Rastervorlagen mit Kästchen- oder Punkt-Einteilungen.
- Schreibutensilien wie Stifte, Karten, Zettel, Plakate ...

Merkspanne

Die Merkspanne ist eine Grundfunktion des Gehirns, einer der beiden Faktoren, die die Kapazität des Arbeitsgedächtnisses (siehe S. 115) bestimmen. Sie wird definiert als die Zeitspanne, in der Informationen bewusst und unmittelbar zur Verfügung stehen, ohne ins Langzeitgedächtnis einzugehen.

Beim gesunden und durchschnittlich trainierten Menschen beträgt sie fünf bis sieben Sekunden. Wichtig: Sie verändert sich nicht alternsbedingt! Dennoch ist sie bei vielen alten Menschen herabgesetzt, oft aufgrund fehlenden Trainings.

Im Alltag wird sie z. B. benötigt, um eine kurze Handlungsanweisung zu verstehen und zeitnah umzusetzen: „Holen

Sie eine Jacke aus Ihrem Zimmer, wir gehen in den Garten." Wer eine kurze Merkspanne hat, geht los, weiß aber nach den ersten zwei Schritten nicht mehr, weshalb er unterwegs ist. In solchen Situationen kann die Verlängerung der Merkspanne um nur eine Sekunde ein deutliches Mehr an Lebensqualität bedeuten.
Zum Training der Merkspanne üben Sie, kurze Folgen von Zahlen, Buchstaben, Wörtern, Bildern oder Einzelbewegungen einzuspeichern und sofort im Anschluss ohne Verzögerung wieder abzurufen. Als AP achten Sie darauf, dass pro Sekunde eine Information eingespeichert wird, also z. B. bei einer Ziffernfolge in entsprechendem Takt vorsprechen: 1 – 7 – 4 – 8. Direkt danach schreiben die TN diese Ziffern auf, sprechen nach oder tippen an.
Bei diesen Übungen sollten Ihre TN keine Strategien benutzen. Erhöhen Sie die Anzahl der Infomationen – und damit der Zeitspanne – so lange, bis Fehler auftauchen (eine Info vergessen, Reihenfolge verwechselt, eine Info hinzugefügt ...). Fahren Sie dann langsam mit der Anforderung wieder zurück, bis die TN wieder Erfolg haben.

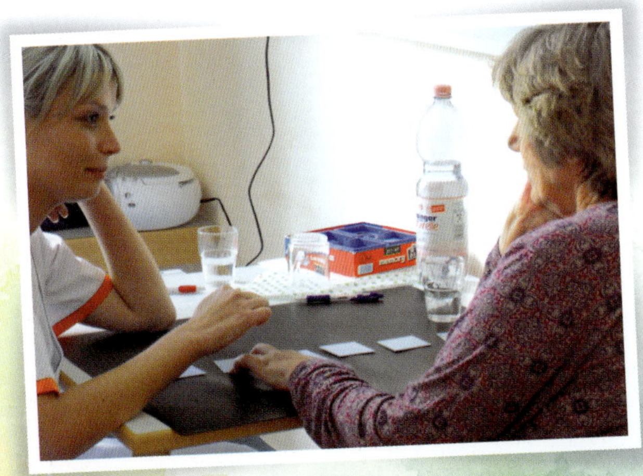

Misserfolg

Halten Sie bei Misserfolg einen „Blitzableiter" bereit – einen Schluck trinken oder eine Bewegungsübung zum Löschen der negativen Erfahrung. Anschließend können Sie in der Regel mit einer geänderten Aufgabenstellung oder einer neuen Aktivität fortsetzen.

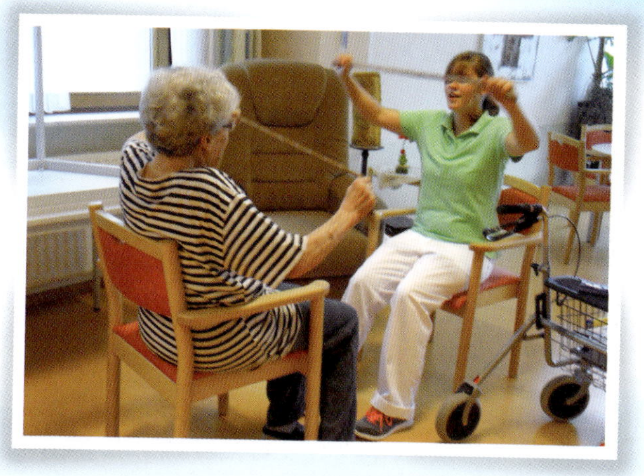

Mitmachen

Als AP machen Sie in der Regel die Übungen der TN mit. Das gibt Gespür für Erfahrungen der TN und zeitliche Abläufe. Es hilft, für die TN das Gefühl zu vermeiden, dass sie unter Beobachtung stehen.
Ausnahmen sind Situationen, in denen Sie etwas ansagen oder einzelne TN unterstützen, mit ihnen gemeinsam eine Aufgabe erledigen.
Achten Sie auf Glaubwürdigkeit. TN haben meist ein feines Gespür dafür, ob Sie sich bei einer Übung wirklich anstrengen müssen. Ist offensichtlich, dass die Aufgabe der TN für Sie einfach oder die zu bearbeitende Menge gering ist, nehmen Sie für sich ein anderes, ähnliches Arbeitsblatt oder sonstiges Material. „Ich habe das schon oft geübt, brauche daher eine etwas andere Aufgabe."
Trotzdem gilt Ihr Augenmerk den TN. Sollte jemand Unterstützung benötigen, geben Sie die unauffällig.

Paare

Viele Übungen machen zu zweit mehr Spaß und lassen sich effektiver als Partnerübung durchführen. Das gilt nicht nur für Bewegung. Mit Partnerübungen vermeiden Sie die Konkurrenz zwischen Einzelpersonen.
Ist ein Partner oder eine Partnerin unerlässlich, ist das bei der Übungsbeschreibung so angegeben. Beeinflussen Sie in solchen Situationen die Paarbildung. Achten Sie darauf, dass beide zusammen passen. Das betrifft sowohl die „Personenchemie", also den friedlichen Umgang miteinander, als auch die kognitiven Fähigkeiten. Im Einzelfall kann es sinnvoll sein, dass Sie selbst zusammen mit einer TN ein Paar bilden.

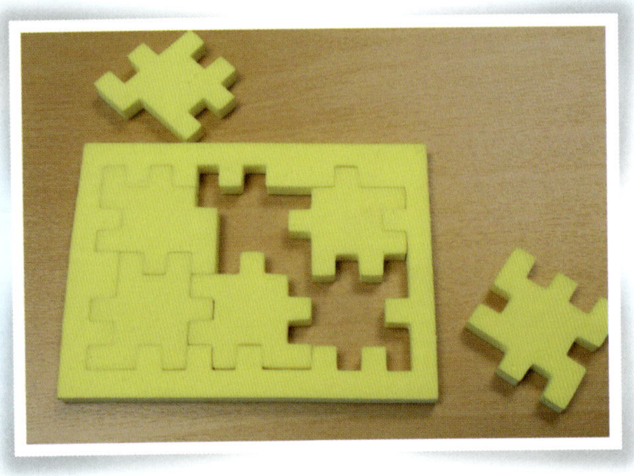

Puzzle

Das Zusammensetzen von Puzzles ist eine sinnvolle Übung zum Training räumlich-konstruktiver Fähigkeiten. Die werden im Alltag z. B. beim Anziehen benötigt.
Als AP achten Sie bei der Auswahl von Puzzles auf erwachsenengerechte Motive. Die Anforderungen an unterschiedliche TN können Sie steuern, indem Sie Ansichtskarten für einen TN in zwei, für eine andere in fünf Teile zerschneiden. Entscheidend ist auch, wie Sie das Motiv unterteilen, wo Sie schneiden.
Achten Sie darauf, dass das Bild noch einmal vollständig als Vorlage vorhanden ist. Die kann nur eine kurze Orientierung vor Beginn geben, ständig einsehbar als Unterstützung dienen oder direkt Grundlage bilden, indem die Teile auf die Vorlage gelegt werden.
Bei mehrteiligen Puzzles, für die es keine Vorlage gibt, nehmen Sie zunächst nur ein Teil heraus, das ein TN einsetzen soll. Ist das gelungen, entfernen Sie zwei, drei und mehr Teile. Braucht jemand viel Unterstützung, drehen Sie die Teile so, dass er oder sie sie nur noch hineinziehen muss. So bleibt mindestens das Kompetenzgefühl erhalten, mehr als wenn Sie das fehlende Stück einsetzen.

Raumausstattung

Grundsätzlich kann Gehirntraining fast überall stattfinden, ob in Gemeinschaftsräumen, einer Flurecke oder im Bewohnerzimmer. Achten Sie darauf, dass der Raum gut gelüftet ist und einladend aussieht.
Gruppenangebote finden häufig in speziellen Aktivierungsräumen statt. Ideal ist, wenn dort Tafel, Whiteboard, Flipchart oder Pinnwand zur Verfügung steht.
In der Regel benötigen Sie Tische und Stühle. Soweit möglich, sollten Sie die Bestuhlung an die geplanten Inhalte anpassen. Je nach Gruppengröße und Aktivität bieten sich meist Blockbestuhlung oder Gruppentische an.

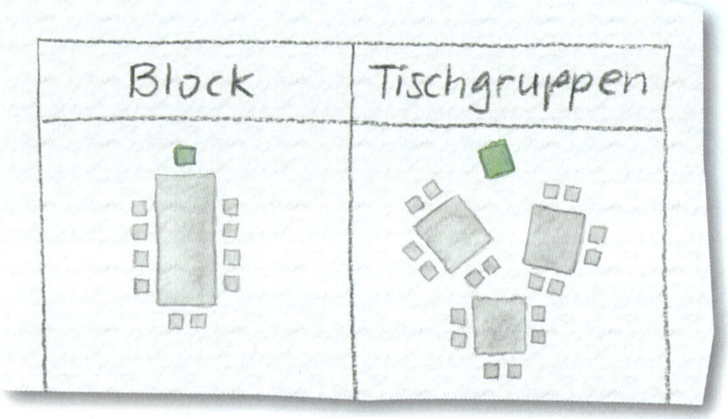

Bedenken Sie bei der Platzierung der TN, dass manche TN bei Gegenlicht Schwierigkeiten mit dem Sehen haben. Betroffene sollten mit dem Rücken zum Fenster sitzen. Versuchen Sie, noch genügend Bewegungsraum freizuhalten für mobile TN.
Bei Einzelaktivierungen ist es allein wegen der Zeitplanung meist günstig, das Gehirntraining im Zimmer der TN durchzuführen. Achten Sie dann lediglich auf die Arbeitsplatzgestaltung (siehe S. 115).

Regelmäßigkeit

Jedes Training braucht Regelmäßigkeit. Nur wer stetig übt, kann positive Effekte erwarten. Finden Sie feste Termine, die die TN einplanen können: „Mittwochs um 10 Uhr ist Gehirntraining." Das sollte eine feste Größe im Freizeitprogramm sein wie der Eintopf am Samstag auf dem Speiseplan.
Ergänzend zum meist einmal wöchentlich angebotenen Gruppentraining, sollten Lustaufgaben (siehe S. 126) für Regelmäßigkeit sorgen. Ideal sind fünf bis zehn Minuten am Tag.
Bei Einzelaktivierungen bewähren sich für orientierte TN Terminkärtchen, die Sie ihnen überlassen: „Nächstes Gehirntraining am .... um ... Uhr."

Rituale

Der immer gleiche Aufbau der Einheiten schafft Wiedererkennung und Vertrautheit. Solche Rituale sind – entgegen allen Befürchtungen von AP – nicht langweilig, sondern geben den TN ein Gefühl von Sicherheit.

Rollentausch

Rollentausch ist eine bewährte Methode, um eine partnerschaftliche Trainingsatmosphäre zu schaffen. Überlassen Sie zwischendurch den TN das Sagen. Sollen die Ihnen Anweisungen geben, sind sie meist genauso gefordert wie wenn sie selbst eine Übung ausführen. Ist die Aufgabe klar, gibt jeweils ein TN den Einsatz oder nennt die Vorgabe – eine Zahl, einen Buchstaben, ein Wort ...

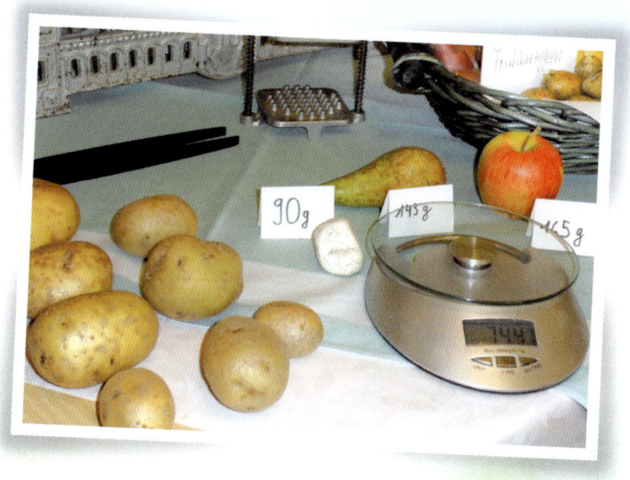

Schätzen

Einige Praxiskapitel enthalten Schätzaufgaben. Sie stimulieren die bewusste Wahrnehmung. Sich genau mit Gegenständen zu beschäftigen, sie zu vergleichen, mit Worten zu beschreiben, ihre Eigenschaften zu ertasten und sich mit anderen darüber auszutauschen, eröffnet im Alltag neue Blickwinkel auf Dinge, Situationen und Menschen. Außerdem geht mit zunehmendem Alter das Gefühl für Mengen, Größen, Gewichte usw. verloren. Diese Übungen helfen, realistische Einschätzungen zu erhalten.

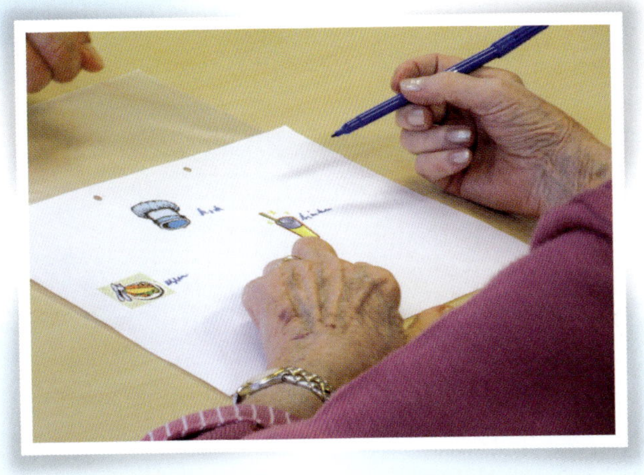

Schreiben

Alte Menschen werden aus Mangel an Routine häufig unsicher im Schreiben. Das ist ein schleichender Prozess, und oft bemerken sie das erst, wenn sie aufgefordert werden, eine Unterschrift zu leisten oder vor den Augen anderer etwas zu notieren.
Lassen Sie deshalb die TN im Gehirntraining möglichst häufig schreiben. Geben Sie dabei unauffällig so viel Unterstützung wie nötig – Wörter buchstabieren, Vorlagen zum Abschreiben hinlegen usw. So muss niemand fürchten, sich zu blamieren.
Wer lange nicht mehr geschrieben hat, lehnt häufig aus vorgeschobenen Gründen das Schreiben ab: „Ich kann das nicht sehen." „Mit meiner Hand geht das nicht." ... Beginnen Sie in solchen Situationen mit Aufgaben, bei denen nur Linien gezogen, etwas durchgestrichen oder einzelne Ziffern notiert werden sollen.

Sekundentakt

Eine Sekunde ist kürzer, als die meisten denken. Beim Training der Merkspanne ist sie von Bedeutung. Üben Sie deshalb zunächst für sich, indem Sie mit einem Sekundenzeiger im Blick laut zählen und so allmählich Gespür für diesen Takt bekommen.
Zusammen mit den TN lässt sich das gut trainieren, indem Sie einen Tischtennis- oder Tennisball stereotyp aus beiden Händen auf den Tisch prellen lassen und wieder fangen. Später nehmen Sie im gleichen Takt jeweils eine Informationen auf beim Training der Merkspanne.

Sprache

Achten Sie als AP auf Ihre Sprache. Sie ist die Quelle aller Missverständnisse, wie Antoine de Saint Exupéry einst in Der kleine Prinz schrieb. Wählen Sie Ihre Worte mit Bedacht, denn manchmal vermitteln sie zwischen den Zeilen ungewollte Botschaften.
Sprechen Sie z. B. von Holzbausteinen statt von Bauklötzen, probieren Sie etwas statt zu testen usw. Benutzen Ihre TN einen Begriff wie Bauklötze, dann gehen Sie darauf ein: „Diese Holzbausteine sind uns allen aus unserer Kindheit bekannt als Bauklötze. Als Erwachsene können sie uns in anderem Zusammenhang vor schwierige Aufgaben stellen.“ So signalisieren Sie, dass Ihnen bewusst ist, erwachsene TN vor sich zu haben.

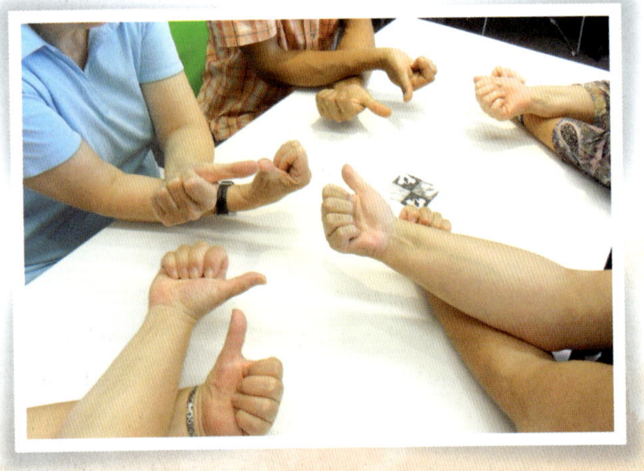

Bei Fragen können schon Nuancen in der Formulierung darüber entscheiden, ob die TN entspannt antworten oder sich unter Druck gesetzt fühlen. Fragen Sie bei Merkaufgaben „Erinnern Sie sich noch an einen Gegenstand?“ Wer mehrere weiß, wird diese von selbst erwähnen. „Was war unter dem Tuch?“ erhebt dagegen scheinbar den Anspruch auf Vollständigkeit, macht Druck.

Stifte

Die Auswahl von Schreibgeräten sollten Sie bewusst treffen. Kugelschreiber oder Buntstifte sind oft für alte Menschen schwierig zu handhaben. Deshalb:

- Leicht gängige Stifte bevorzugen (Filzschreiber, Gelschreiber ...).

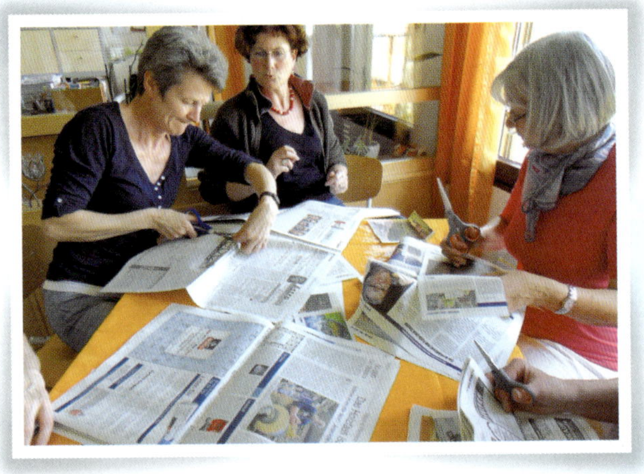

- Bei der Arbeit mit Folien wasserlösliche Stifte oder Boardmarker (trocken abwischbar) benutzen.
- Mit farbigen Stiften arbeiten, abweichend von der Druckfarbe – bei schwarzen Kopien möglichst rote oder grüne Stifte.
- Ergonomisch geformte oder mindestens nicht zu dünne Stifte wählen.

Teams

Bei manchen Übungen oder Spielen ist es sinnvoll, eine Gruppe in Mannschaften zu unterteilen. Achten Sie dabei auf größtmögliche Ausgeglichenheit im Hinblick auf die Aufgabenstellung. Steuern Sie also, falls nötig, die Zusammenstellung.

Themen

Das Gehirntraining in diesem Buch ist an Themen ausgerichtet. Die sind nur Beispiele und geben Impulse für Ihre eigenen Ideen. Mit etwas Routine werden Sie in ähnlicher Weise weitere Einheiten entwickeln.
Die Liste an Themen ist unerschöpflich. Blättern Sie in einer Zeitschrift, gehen Sie mit offenen Augen durch eine Fußgängerzone, ein Einkaufszentrum oder stöbern Sie im eigenen Haushalt. Sobald Sie Vertrauen in Ihre eigene Kreativität gefasst haben, werden Sie überall auf interessante Themen treffen. Und sind die TN erst damit vertraut, werden die Ihnen ebenfalls das eine oder andere vorschlagen.

Training

Beim Gehirntraining sind Freude und Spaß wichtige Faktoren für den Erfolg. Trotzdem sollten Sie als AP den Trainingsgedanken im Kopf behalten und den TN zwischendurch immer wieder bewusst machen, was sie gerade trainieren – die Wahrnehmung, das Arbeitsgedächtnis, die Sprachflüssigkeit usw.

Legen Sie für sich Schwerpunkte fest, abhängig von den Ressourcen und den Problemen, die Sie bei den TN beobachten. Das Arbeitsgedächtnis sollte wegen seiner Bedeutung für die Alltagsbewältigung immer im Mittelpunkt stehen. Doch Sie können in Ihrer Langzeitplanung (siehe S. 124) weitere Aspekte hinzufügen wie Farben, Sprache, räumliche Orientierung ...

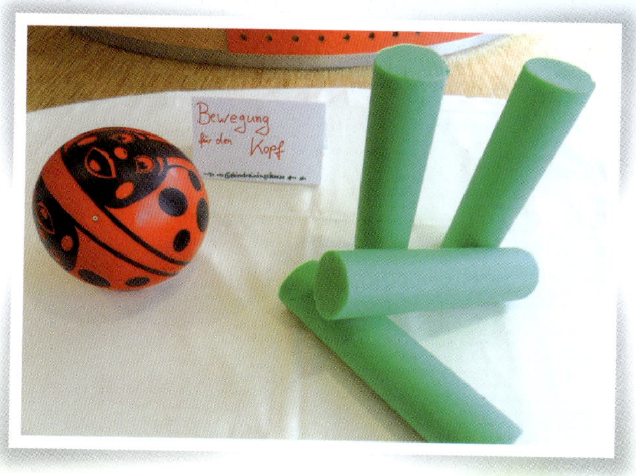

Überleitungen

Ein roter Faden dient der Orientierung und der Harmonie. Schaffen Sie deshalb thematische Überleitungen zwischen den Aktivitäten einer Trainingseinheit. Verknüpfen Sie die Sequenzen. Das ergibt sich in der Regel logisch aus dem übergeordneten Thema. „Wir bleiben beim Thema X ... und betrachten es jetzt aus einem anderen Blickwinkel."

Variationen

Ist eine in diesem Buch vorgeschlagene Aufgabe für Ihre Gruppe zu schwierig oder zu einfach oder haben Sie nicht genau das hier aufgeführte Material, suchen Sie nach Variationen. Nehmen Sie nur zwei Bälle statt drei, lassen Sie Spielkarten nach schwarzer und roter Farbe sortieren statt nach Kreuz, Pik, Herz und Karo, benutzen Sie Bohnen statt Nudeln ...

Beobachten Sie außerdem die TN, die häufig selbst Variationen entwickeln, besonders wenn sie eine Aufgabe anders verstanden haben, als sie gemeint war. Greifen Sie solche Ideen auf.

Visualisieren

Ein Bild sagt mehr als tausend Worte, behauptet ein Sprichwort. Nach diesem Prinzip arbeitet auch das Gehirn. Veranschaulichen Sie so oft wie möglich z. B.:

- Das Thema der Einheit durch Anschauungsmaterial.
- Eine Aufgabe mit Zeichnungen, Symbolen, Stichworten an einer Tafel oder auf einem Plakat.
- Geschafftes, etwa gefundene Wörter zu einem Thema, anschreiben, sammeln auf Plakat, Flipchart, Tafel ...

Gibt es keine Tafel, behelfen Sie sich, indem Sie mit Haftklebepads große Blätter mit entsprechenden Informationen an Wand, Schrank oder Tür anbringen.

Vorwissen

Nutzen Sie Erfahrungen der TN und knüpfen Sie an vorhandene Kenntnisse und Fertigkeiten an. Das schafft Vertrauen, gibt den TN Sicherheit. „Die Spielkarten kennen Sie schon vom letzten Mal." ... Steigen Sie dann mit einer bereits bekannten Aufgabe ins Training ein. Im Anschluss können Sie eine neue Variante vorstellen.

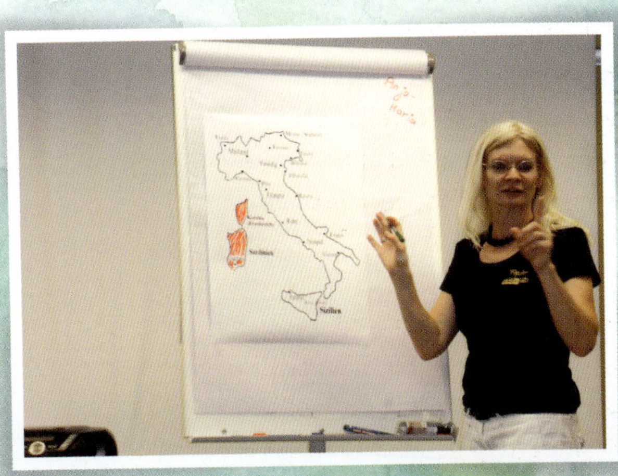

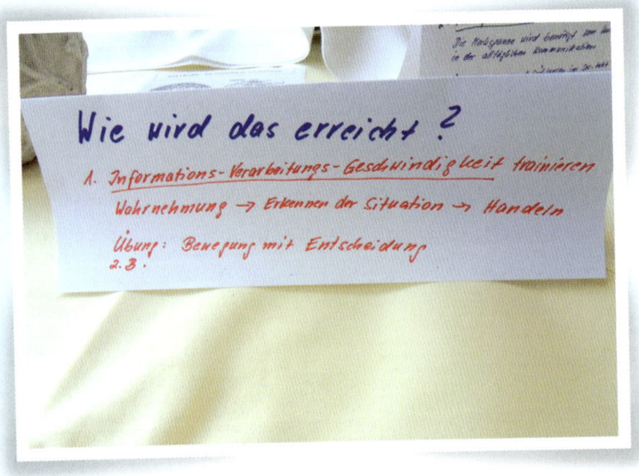

Wahrnehmung

Voraussetzung für das Bearbeiten von Informationen im Gehirn ist, dass sie zunächst wahrgenommen werden. Deshalb haben alle Formen von Kimspielen (siehe S. 123) ihre Daseinsberechtigung im Gehirntraining.
Nutzen Sie immer andere Wahrnehmungssysteme, geben Sie den TN Aufgaben, bei denen sie im Wechsel sehen, hören, tasten, riechen, schmecken oder auf den eigenen Körper achten. Das Experimentieren mit den Materialien, die zum Einsatz kommen, ist deshalb wichtiger Teil des Programms, auch wenn das nicht immer ausdrücklich erwähnt ist.

Wertschätzen

Achten Sie darauf, dass Sie jedes Bemühen Ihrer TN wertschätzen, nicht nur Ergebnisse. Registrieren Sie, wenn jemand sich äußert und geben Sie Rückmeldungen. Beobachten Sie Veränderungen und zeigen Sie, dass Sie einen Fortschritt wahrgenommen haben. Stellen Sie gute Ideen heraus. Bleiben Sie dabei immer ehrlich. Wer für einen nicht gelungenen Versuch pauschal gelobt wird, nimmt Sie nicht ernst. Bewundern Sie den Mut, etwas auszuprobieren, bleiben Sie glaubwürdig.

Wettbewerb

Sich mit anderen zu vergleichen, liegt in der Natur des Menschen. Im Gehirntraining ist das eine Gratwanderung und kann schnell zu Frustration führen. Vermeiden Sie deshalb Situationen, in denen einzelne TN sich miteinander messen. Bei Merkübungen fordern Sie dazu auf, das eigene Ergebnis von heute mit dem vom letzten Training zu vergleichen, anstatt reihum abzufragen, wie viele Begriffe oder Gegenstände sich jeder merken konnte.
Aufgaben, bei denen der Vergleich zwischen Teams oder Paaren stattfindet, sind manchmal eine Möglichkeit, dem Bedürfnis nach Wettbewerb nachzukommen, ohne einzelne Teilnehmer bloßzustellen oder andere hervorzuheben.

Wiederholen

Trauen Sie sich, Übungen mehrfach zu wiederholen. Erst die Wiederholung immer gleicher Aufgaben führt letztlich zu einem Trainingseffekt. Außerdem freuen sich TN meist, wenn ihnen eine Aufgabe bekannt erscheint und sie das tun sollen, was sie bereits können. Oft kommt die Freude sogar erst mit der Wiederholung. Nur wer etwas beherrscht, kann sich dem Genuss hingeben und die Aktivität in vollen Zügen genießen. Im Anschluss bauen Sie eine Variante oder eine Steigerung ein, um neue Herausforderungen zu stellen.

Wimmeltablett

Das in diesem Buch so bezeichnete Wimmeltablett entstand in Anlehnung an die bekannten Wimmelbilder und Wimmelbücher. Bei dieser speziellen Form von Bildern bzw. Bilderbüchern „wimmelt" es von vielen Details – Menschen, Tiere, Gegenstände ... Auf diesen Bildern gibt es unendlich viel zu entdecken. Ähnliche Ideen liegen dem hier wohl erstmals so dargestellten Wimmeltablett zu Grunde. Auf dem Tablett wimmelt es von Gegenständen.

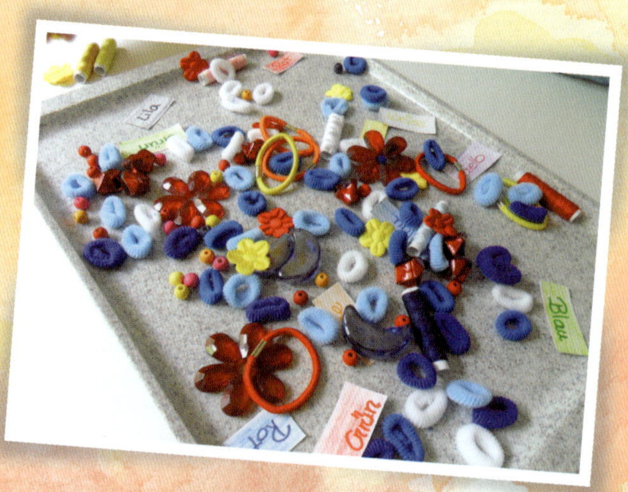

Zeitdruck

Geben Sie den TN immer genügend Zeit, so dass sie sich nicht unter Druck gesetzt fühlen. Druck senkt geistige Leistungsfähigkeit, nicht nur bei alten Menschen. TN bewältigen Aufgaben in unterschiedlicher Geschwindigkeit, abhängig von ihrer kognitiven Leistungsfähigkeit, krankheitsbedingten Einschränkungen, der Tagesform und den speziellen Vorlieben oder Talenten. Fordern Sie bei bestimmten Aufgaben, z. B. beim Training der Informations-Verarbeitungs-Geschwindigkeit, zu zügigem Arbeiten auf, ohne anzugeben, wie viel „geschafft" werden soll.
Bei Aufgaben, die alle individuell lösen, bestimmen Sie die Dauer der Übungsphase. Beenden Sie, wenn es Ihnen angemessen erscheint, unabhängig davon, wie weit die Einzelnen gekommen sind. Werden keine Ergebnisse verglichen, ist das für niemanden ein Problem. Warten Sie dagegen, bis die letzte TN fertig ist, fühlt die sich von allen beobachtet und unter Druck gesetzt, die anderen langweilen sich, und Ihre Zeitplanung ist gestört.

Zeitrahmen

Der Zeitrahmen für die Gehirntrainingseinheiten lässt sich beliebig variieren. Nehmen Sie nur ein Element aus einem Kapitel für eine sehr kurze, womöglich nur drei Minuten dauernde Aktivierung, mehr Beispiele zur Gestaltung eines zehnminütigen Programms und kombinieren Sie alle Vorschläge zu einer Gruppenstunde. Mit einigen Ergänzungen durch Anschauungsmaterial und eigene Ideen lässt sich ein Thema über zwei oder mehr Einheiten hin ausdehnen.

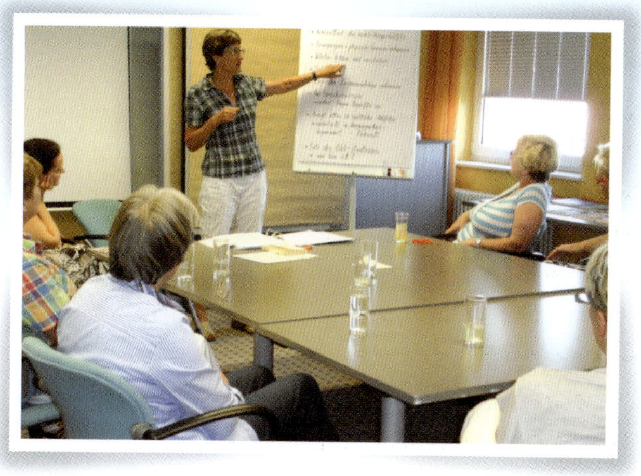

Dank

Wieder ist ein Manuskript fertiggestellt und damit Zeit, Rückschau zu halten, wer daran beteiligt war. Es ist mir wichtiges Anliegen, all denjenigen Menschen und Institutionen zu danken, die direkt oder indirekt an der Bearbeitung des Buchs beteiligt waren. DANKE sage ich:

- Vincentz Network für die Möglichkeit, immer wieder neue Produkte zu platzieren und diese während der Messen und bei Kongressen einem interessierten Fachpublikum zu präsentieren.
- Bettina Schäfer, für intensive und sehr persönliche Betreuung. Die geht weit über die fachliche Arbeit einer Lektorin hinaus und ist für mich im Lauf von über 20 Jahren wichtige Quelle der Inspiration geworden, nicht nur bei der Arbeit an Büchern. Ihr Verständnis und ihre Geduld tragen mich immer wieder über manchmal schwierige Phasen im Entstehungsprozess hinweg.
- Klaus Mencke für ebenfalls mehr als 20 Jahre währende, vertrauensvolle Zusammenarbeit. Dieses Mal gilt mein Dank vor allem seiner Nachsicht gegenüber meinen vielen Ideen für neue Projekte.
- Ilka Spiess dafür, dass sie im Rahmen der Möglichkeiten trotz bei mir stets knapper Zeitfenster auf Gestaltungswünsche eingeht und kompromissfähige Lösungen findet.
- Annette Willesch und Angelika Farnung als Repräsentantinnen der zwei Landesverbände des Deutschen Roten Kreuz in Baden-Württemberg für ihr Vertrauen, indem sie mir die Aus- und Fortbildung der DRK-Gedächtnistrainerinnen und -trainer übertragen und dabei freie Hand lassen.
- Den DRK-Gedächtnistrainerinnen und -trainern für viele Fragen, die mich zum Nachdenken zwingen, Ideen und Impulse für Neues geben. Darunter den langjährig Erfahrenen, die sich vor einigen Jahren nach personellem Wechsel auf Veränderungen eingelassen haben. Sie haben mit wertvollen Beiträgen indirekt Anteil an diesem Buch, z. B. Rosemarie Schober mit der Nussklapper und dem Buchstabenraster, die ich in diesem Buch aufgegriffen habe.
- Prof. Dr. Bernd Fischer, der in den 1990er-Jahren die Grundsteine für mein Engagement im Gehirntraining legte und mir damals fundierte Kenntnisse im Rahmen der Ausbildung vermittelt hat. Darüber hinaus für sein Vertrauen, dass ich viele Jahre lang den von ihm theoretisch ausgebildeten Trainerinnen und Trainern das Prüfungspraktikum abnehmen durfte.
- Hannjette Mosmann, die im Rahmen ihrer Zusammenarbeit mit Prof. Dr. Bernd Fischer mir mit ihrer Kreativität damals viel Motivation gegeben und Tipps vermittelt hat, die mir noch heute bei der therapeutischen Arbeit in diesem Bereich sehr nützlich sind.
- Der Fachschule für Altenpflege Sancta Maria in Bühl – deren Leiterin, Angelina Kötzle, dafür dass sie mir stets freie Hand lässt, um im Unterricht Ideen auszuprobieren sowie den Schülerinnen und Schülern dafür, dass sie mir regelmäßig aus ihrem Pflegealltag berichten und Rückmeldungen über Erfahrungen mit Praxisangeboten geben.
- Den vielen Teilnehmerinnen und Teilnehmern der Denk-Werkstatt®-Workshops, die sich seit dem Jahr 2000 zu alljährlich wechselnden Themen in Sasbachwalden einfinden, um sich ein verlängertes Wochenende lang mit unterschiedlichen Schwerpunkten in interprofessionell gemischten Runden mit Gehirntraining auseinanderzusetzen. Deren Kreativität und Erfahrungen sind für mich immer wieder inspirierend und bereichernd. Sicherlich sind, ohne dass mir das im Einzelnen bewusst ist, viele Ideen aus diesen Veranstaltungen mit in dieses Buch eingeflossen.
- Den Menschen, die mir immer wieder erlauben, Situationen mit der Kamera einzufangen, ohne genau zu wissen, ob überhaupt und wann sie schließlich als „Models“ in einem Buch oder einem Zeitschriftenartikel auftauchen.

Bettina M. Jasper
Januar 2015

Weitere Publikationen von Bettina M. Jasper

Bücher

- **Das Bewegungsbuch.** Mit Alltagsmaterial trainieren und Spaß haben. Vincentz Network, Hannover 2014, ISBN 978-3-86630-338-6.
- **Das Spielebuch**. Würfel, Karten Gespräche und mehr. Reihe: Woche für Woche aktivieren. Vincentz Network, Hannover 2013, ISBN 978-3-86630-236-5
- **Das Alltagsgeschichtenbuch, Band II**. Reihe: Woche für Woche aktivieren. Vincentz Network, Hannover 2012, ISBN 978-3-86630-207-5.
- **Bewegen, Trainieren, Denken**. So fördern Sie Heimbewohner optimal. Vincentz Network, Hannover 2012, ISBN 978-3-86630-199-3.
- **Brainfitness**. Meyer & Meyer Verlag, Aachen, 3. überarbeitete und ergänzte Auflage 2012, ISBN 978-3-89899-704-1.
- **Brainwalking**. Mental fit beim Gehen! Meyer & Meyer Verlag, Aachen 2010, ISBN 978-89899-548-1.
- **Das Alltagsgeschichtenbuch**. Reihe: Woche für Woche aktivieren; Vincentz Network, Hannover 2009, ISBN 978-3-86630-097-2.
- **Brainfitness**. Meyer & Meyer Verlag, Aachen, 2. überarbeitete Auflage 2008, ISBN 978-3-89899-418-7.
- **Farbenfroh aktivieren**. Mit Rot, Gelb, Blau das Gedächtnis trainieren, die Bewegung fördern; Vincentz Network, Hannover 2007, ISBN 3-86630-021-2.
- **Koordination & Gehirnjogging**, Meyer & Meyer Verlag, Aachen 2002, ISBN 3-89124-607-2.
- Lehrbuch Altenpflege. **Gerontologie**, Vincentz Verlag, Hannover 2002, ISBN 3-87870-650-2.
- **Buchstabensalat und Bierdeckel-Lauf.** 51 unterhaltsame Gruppenspiele für mehr körperliche und geistige Fitness, Vless Verlag, Ebersberg 2002, ISBN 3-88562-099-5.
- **Brainfitness – Denken und Bewegen**, Meyer & Meyer Verlag, Aachen 1998, ISBN 3-89124-458-4.
- dto., in englischer Sprache; **Train your Brain – Mental and Physical Fitness**, ISBN 3-89124-531-9.
- **Spiel und Gespräch.** Reihe: Aktives Alter – Gekonnt betreuen und aktivieren, Vincentz Verlag, Hannover 1995, ISBN 3-87870-025-3.
- **Bewegung fördern**. Reihe: Aktives Alter – Gekonnt betreuen und aktivieren, Vincentz Verlag, Hannover 1993, ISBN 3-87870-406-2.
- Deutscher Turner-Bund (Hrsg.), **Turnen der Älteren**, BLV Verlag, München 1989, ISBN3-405-13726-8.

Bücher von Bettina M. Jasper mit anderen Autorinnen

- Petra Regelin | Bettina M. Jasper | Antje Hammes: **Aktiv bis 100**. Hochaltrige Menschen in Bewegung bringen; Meyer & Meyer, Aachen 2013. ISBN 978-3-89899-794-2.
- Claudia Voelcker-Rehage | Susanne Tittlbach | Bettina M. Jasper | Petra Regelin: **Gehirntraining durch Bewegung**. Wie körperliche Aktivität das Denken fördert; Meyer & Meyer, Aachen 2013. ISBN 978-3-89899-704-1.
- Bettina M. Jasper & Petra Regelin: **Menschen mit Demenz bewegen**. 196 Aktivierungsübungen für Kopf und Körper; Vincentz Network, Hannover 2011, ISBN 978-3-86630-153-5.
- Bettina M. Jasper & Petra Regelin: **Geistig fit & mobil bis ins hohe Alter**. Eine Anleitung für Angehörige und Ehrenamtliche. Trias Verlag, Stuttgart 2009, ISBN 978-3-8304-3497-9.

Spiele von Bettina M. Jasper

- **Das Quiz: Wetter,** ISBN 978-3-86630-394-2
- **Das Quiz: Unterwegs in Deutschland,** ISBN 978-3-86630-372-0.
- **Das Quiz: Sport,** ISBN 978-3-86630-367-6. Ratespaß und Unterhaltung. Kartenset mit je 50 Quizfragen. Vincentz Network, Hannover 2014/2015.
- **KLICK KLACK**. Das Würfelspiel für 2. Vincentz Network, Hannover 2010, ISBN 978-3-86630-106-1.
- **WABE**. Spaß haben und trainieren mit Farben und Zahlen; Vincentz Network, Hannover 2009, ISBN 978-3-86630-086-6.
- **DAS VIELSPIEL**. Geistige Fitness durch Sortieren, Kombinieren, Assoziieren und Fantasieren; Vincentz Network, Hannover 2004, ISBN 978-3878704850.

...weitere Bücher aus der Reihe „Woche für Woche aktivieren“

Unser Tipp

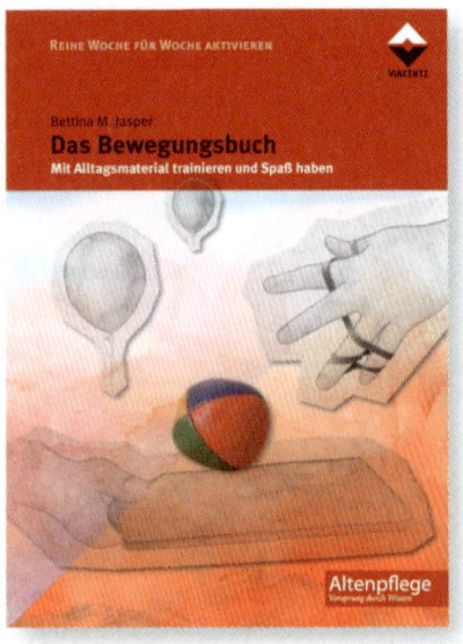

Das Bewegungsbuch

Mit Alltagsmaterial trainieren und Spaß haben

Bettina M. Jasper

Wie viel Spaß doch leichte körperliche Anstrengung machen kann! Begeistern Sie mit den Übungen aus dem Bewegungsbuch auch Gymnastik-Muffel. Nach der gemeinsamen Anstrengung geht es in Quizrunden und kurzen Gesprächen um das jeweilige Alltagsthema. Alle Aktivierungsideen lassen sich in der Gruppen- wie in der Einzelbetreuung einsetzen.

2014, 128 Seiten, kart., Format: DIN A4,
ISBN 978-3-86630-338-6, Best.-Nr. 700

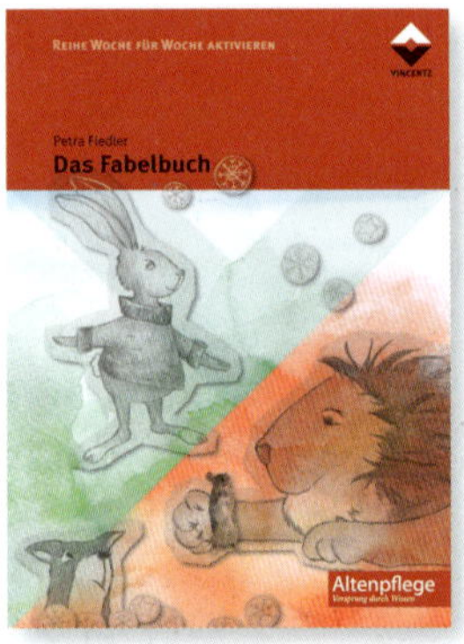

Das Fabelbuch

Petra Fiedler

Das Fabelbuch ist – im wahrsten Sinne des Wortes – ein fabelhafter Begleiter durch das Kalenderjahr. Autorin Petra Fiedler hat für jede Woche des Jahres eine Fabel ausgewählt. Rätsel zu Redensarten, Tieren und Pflanzen oder Wortsammlungen lassen sich nach den Fähigkeiten und Interessen der Teilnehmer auswählen. Für die Kurzaktivierung zwischendurch oder im Rahmen einer vergnüglichen Gruppenstunde.

2014, 116 Seiten, kart., Format DIN A4,
ISBN 978-3-86630-337-9, Best.-Nr. 699

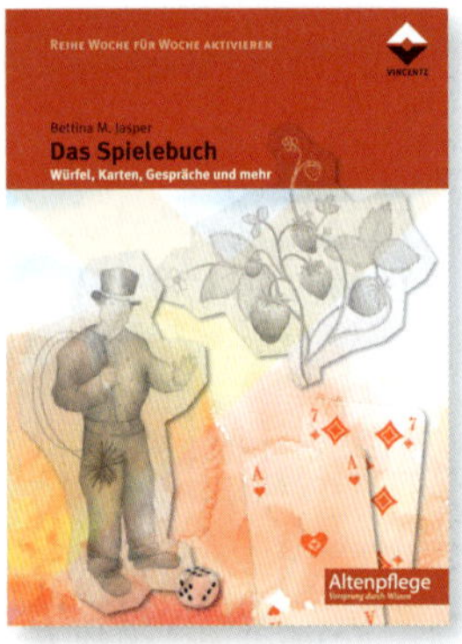

Das Spielebuch

Würfel, Karten, Gespräche und mehr

Bettina M. Jasper

Miteinander lachen, raten und erzählen: Hier finden Spieleleiter Woche für Woche Anregungen, die Freude bereiten. Die Mitspieler bringen Erfahrungen ein, freuen sich über verbliebene Fähigkeiten und kleine Erfolge. Mit Würfeln, Karten und Ideen geht es vor allem um Aktivitäten am Tisch. Hilfreiche Tipps zur Durchführung runden die Sammlung von Spielideen ab.

2013, 128 Seiten, kart., Format: DIN A4
ISBN 978-3-86630-236-5, Best.-Nr. 665

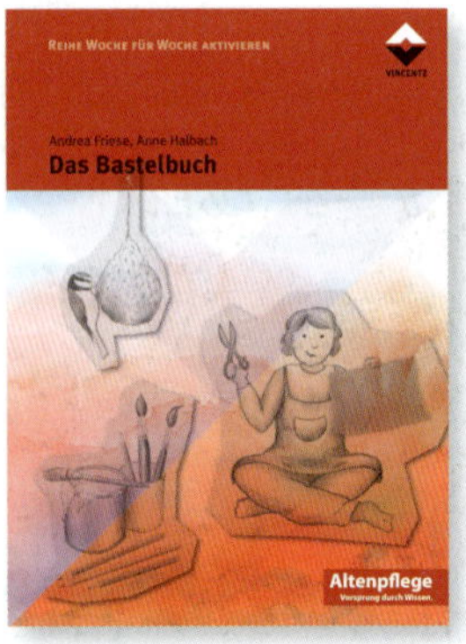

Das Bastelbuch

Andrea Friese, Anne Halbach

Viele Bastelideen finden Betreuungskräfte, Angehörige und ehrenamtliche Helfer im Bastelbuch. Von der Faschingsgirlande bis hin zum weihnachtlichen Kerzenhalter ist für jede Kalenderwoche des Jahres etwas Geeignetes dabei. Zu jeder Basteleinheit finden sich passende Quizfragen, Wortsammlungen, Gedichte und Lieder. So lädt die Bastelrunde zum geselligen Austausch ein. Die Bastelvorschläge für unterschiedlich fitte Bewohnergruppen sind praxiserprobt.

2011, 120 Seiten, kart., Format: DIN A4
ISBN 978-3-86630-152-8, Best.-Nr. 576

Jetzt bestellen!

Vincentz Network GmbH & Co. KG · Bücherdienst · Postfach 6247 · 30062 Hannover
T +49 511 9910-033 · F +49 511 9910-029 · www.altenpflege-online.net/shop